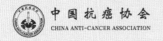

中国抗癌协会
CHINA ANTI-CANCER ASSOCIATION

结直肠癌、肛管癌

中国肿瘤整合诊治指南（CACA）

CACA GUIDELINES FOR HOLISTIC INTEGRATIVE MANAGEMENT OF CANCER

2022

丛书主编 ◎ 樊代明

主　　编 ◎ 王锡山

U0244951

天津出版传媒集团

天津科学技术出版社

图书在版编目(CIP)数据

中国肿瘤整合诊治指南.结直肠癌、肛管癌.2022 /
樊代明丛书主编；王锡山主编.-- 天津：天津科学技
术出版社，2022.3

ISBN 978-7-5576-9972-7

Ⅰ.①中… Ⅱ.①樊… ②王… Ⅲ.①肠肿瘤—诊疗
—指南 Ⅳ.①R73-62

中国版本图书馆CIP数据核字(2022)第045120号

中国肿瘤整合诊治指南.结直肠癌、肛管癌.2022
ZHONGGUO ZHONGLIU ZHENGHE ZHENZHI ZHINAN.
JIEZHICHANGAI GANGGUANAI.2022

策划编辑：方　艳

责任编辑：李　彬

责任印制：兰　毅

出　　　版：<u>天津出版传媒集团</u>
　　　　　　天津科学技术出版社

地　　　址：天津市西康路35号

邮　　　编：300051

电　　　话：(022)23332390

网　　　址：www.tjkjcbs.com.cn

发　　　行：新华书店经销

印　　　刷：天津中图印刷科技有限公司

开本787×1092　1/32　印张6.125　字数102 000
2022年3月第1版第1次印刷
定价：42.00元

编委会

总目录

结肠癌

直肠癌

中国肿瘤整合诊治指南

CACA Guidelines for Holistic Integrative
Management of Cancer

结肠癌分册

王锡山/主编

结肠癌分册编委会

结肠癌目录

第一章

流行病学

结直肠癌（Colorectal cancer，CRC）是常见恶性肿瘤，发病率和死亡率均呈上升趋势，据2020年全球癌症统计数据，我国CRC新发病例为55.5万，居恶性肿瘤第三位。男性和女性发病人数分别为31.9万和23.6万，发病率为23.9/10万，男性高于女性。死亡率为12.0/10万，居第五位。CRC死亡病例数男性和女性分别为16.5万和12.1万，死亡率分别为14.8/10万和9.4/10万。

国家癌症中心最新统计数据显示，我国CRC新发人数占所有新发恶性肿瘤的9.9%。不同地域发病率不同，城市发病率为33.5/10万，农村21.4/10万，城市远高于农村。另外，在东、中、西三大地区，发病率有明显差异，东部24.8/10万明显高于中部19.1/10万和西部地区19.8/10万。CRC死亡人数在不同地域也有差异，城市为16.1/10万，明显高于农村的10.5/10万，东部地区死亡率15.7/10万明显高于中部12.5/10万和西部地区12.2/10万。

结肠癌（Colon cancer，CC）在41~65岁人群发病率高，近20年，尤其是在大城市中，该人群发病率明显上升，且有CC多于直肠癌的趋势。

— 第二章 ————————————

预防与筛查

第一节　预防措施

CC的确切病因不清，可能与饮食、环境、遗传、精神等因素相关。研究表明：保持健康生活方式，针对不同性别、年龄和不同遗传因素的人群进行健康体检、肿瘤筛查，处理癌前病变可有效降低CRC的发病率和死亡率。

1　推荐的一级预防措施

（1）保持健康的饮食习惯，合理和平衡膳食，减少红肉类及腌制品摄入，注重植物性饮食，增加粗粮蔬菜水果摄入，据排便状况调整饮食，限制酒精饮料。

（2）保持健康的生活方式，积极锻炼，保持健康体重；养成良好作息时间；戒烟。

（3）减少环境致癌因素接触，如化学、物理、生物等致癌因素。

（4）注重自体健康管理，了解遗传、免疫、内分泌因素的促瘤作用。

（5）保持健康乐观心态与良好的社会精神状态。

2 推荐的二级预防措施

早期发现癌前病变、早期诊断、早期治疗，减少CRC发病率、提升治愈率。

2.1 癌前病变

癌前病变包括传统的腺瘤（管状腺瘤、绒毛状腺瘤、管状绒毛状腺瘤）、锯齿状腺瘤（传统锯齿状腺瘤、无蒂锯齿状病变、无蒂锯齿状病变伴异型增生等）、遗传性综合征（息肉病以及非息肉病）、炎性肠病相关的异型增生（上皮内瘤变）、畸变隐窝灶，尤其伴异型增生者，皆视为癌前病变。

治疗原则：切除腺瘤并随访可明显降低CC的发生。对直径≤5mm病灶的癌变率及预后无明确证据。对≤5mm的隆起型和表浅隆起型腺瘤可能不需积极治疗。而浅表凹陷型病变≤5mm时仍有一定癌变率和黏膜下浸润率，应予切除。大多数结肠腺瘤是良性肿瘤，可经内镜下切除治愈。

2.2 癌前病变的内镜分型（发育形态分型）

（1）隆起型：病变明显隆起于肠腔，基底部直径明显小于病变的最大直径（有蒂或亚蒂）；或病变呈半球形，基底部直径明显大于病变头部。分3个亚型：

①Ⅰp型，即有蒂型，病变基底部有明显的蒂与肠壁相连；

②Ⅰsp型，即亚蒂型，病变基底部有亚蒂与肠壁相连；

③Ⅰs型，病变明显隆起于黏膜面，但基底无明显蒂结构，基底部直径明显小于或大于病变头端最大径。

（2）平坦型：病变高度低平或平坦隆起型统称平坦型，可分5个亚型：

①Ⅱa型，病变直径<10mm，平坦型病变或与周围黏膜相比略高；

②Ⅱb型，病变与周围黏膜几乎无高低差者；

③Ⅱa+dep型，即在Ⅱa型病变上有浅凹陷者；

④LST-NG，非颗粒型侧向发育型腺瘤，可分为平坦型（Ⅱa型）及假凹陷型（Ⅱa+Ⅱc型，Ⅱc+Ⅱa型）；

⑤LST-G，颗粒型侧向发育型腺瘤，可分为颗粒均一型（Ⅱa型）及结节混合型（Ⅱa型，Ⅰs+Ⅱa型，Ⅱa+Ⅰs型）。

（3）浅表凹陷型：病变与周围黏膜相比明显凹陷，可分如下4型：

①Ⅱc型：病变略凹陷于周围正常黏膜；

②Ⅱc+Ⅱa型：凹陷病变中有隆起区域；

③Ⅱa+Ⅱc型：隆起型病变中有凹陷区域，但隆起相对平坦；

④Ⅰs+Ⅱc型：隆起型病变中有凹陷区域，但隆起相对较高，该型病变都是黏膜下层高度浸润者，目前不属内镜下治疗的适应证。

2.3 治疗方法

（1）5mm以下的结肠病变可用热活检钳咬除术，

（2）隆起型病变Ⅰp型、Ⅰsp型以及Ⅰs型病变使用圈套器息肉电切切除，

（3）可一次性完全切除的Ⅱa型、Ⅱc型，以及部分Ⅰs型病变使用内镜黏膜切除术（EMR）治疗，

（4）最大径超20mm须在内镜下一次性切除的病变、抬举征假阴性的腺瘤、＞10mm的EMR残留或复发再次行EMR治疗困难，反复活检不能证实为癌的结肠病变推荐内镜黏膜下剥离术（ESD）治疗，

（5）侧向发育型肿瘤应以亚型为基础选择内镜治疗：假凹陷型LST-NG及结节混合型LST-G容易出现黏膜下浸润，应行ESD整块切除；而平坦型LST-NG及颗粒均一型LST-G可据病变大小选择分片EMR或ESD切除。

第二节 筛查

1 自然人群的CC筛查

1.1 一般人群

建议50~74岁人群接受CC的筛查。推荐每5~10年进行1次结肠镜检查，如筛查对象拒绝结肠镜检，推荐进行高危因素问卷调查和免疫法粪便隐血试验（Fecal immunochemical test，FIT）检测，任一项阳性者需进一步行结肠镜检查。如无法行肠镜检，可考虑多靶点粪便FIT-DNA检测。对74岁以上人群是否继续筛查尚存争议。

1.2 高危人群

高危人群指有结直肠腺瘤病史、结直肠癌家族史和炎性肠病等的人群。对于高危人群，如筛查对象有2个以上亲属确诊结直肠癌或进展期腺瘤（直径≥1cm，或伴绒毛状结构，或伴高级别上皮内瘤变），建议从40岁开始或比家族中最早确诊结直肠癌的年龄提前10年开始，每5年进行1次结肠镜检。对腺瘤性息肉综合征或致病突变基因携带者，建议每年行结肠镜检。对于Lynch综合征家系中携带致病突变者，建议20~25岁开始结肠镜检，每2年1次，直到40岁，然后每年1次结肠镜检查。

1.3　筛查方法

①问卷法；②FIT；③多靶点粪便 FIT-DNA 检测；④全结肠镜。

2　遗传性 CRC 筛查

约有 1/3 的 CRC 患者具有一定遗传背景，其中 5%~6% 可确诊为由明确可遗传胚系基因突变导致的遗传性 CRC。遗传性 CRC 根据有无息肉，大致为以下两类：非息肉病性 CRC，包括林奇（Lynch）综合征、家族性 CRC X 型；以息肉病为主要特征，包括家族性腺瘤性息肉病、MUTYH 相关性息肉病、黑斑息肉综合征和幼年性息肉综合征等。

2.1　Lynch 综合征的临床筛查和基因诊断

Lynch 综合征占所有 CRC 患者中的 2%~4%，是最常见的遗传性 CRC 综合征，常染色体显性遗传，可引起结直肠及其他部位（如子宫内膜、卵巢、胃等）肿瘤。目前已明确的 Lynch 综合征相关致病基因包括错配修复基因家族中的 MLH1、MSH2、MSH6、PMS2 基因以及 EPCAM 基因。

（1）临床筛查：常用筛查标准包括阿姆斯特丹（Amsterdam）诊断标准Ⅰ、Ⅱ等。对中国家庭规模小型化现状，全国遗传性大肠癌协作组于 2003 年提出中国人 Lynch 综合征家系标准，家系中至少有 2 例组织病理学明确诊断的CRC患者，其中至少2例为一级亲属关系，并符合以下任一条件：

①家系中至少1例为多发性CRC患者（包括腺瘤）；

②家系中至少1例CRC初诊年龄＜50岁；

③家系中至少一人患Lynch综合征相关肠外恶性肿瘤（包括胃癌、子宫内膜癌、小肠癌、输尿管癌、肾盂癌、卵巢癌和肝胆系统癌）。

（2）分子筛查：通过对Lynch综合征肿瘤组织某些特殊的分子病理特征进行错配修复基因突变的分子筛查，即免疫组化检测错配修复（Mismatch repair，MMR）蛋白是否缺失和PCR检测微卫星不稳定（Microsatellite Instability，MSI）。推荐临床筛查与分子筛查，免疫组化提示错配修复缺陷（Deficiency mismatch repair，dMMR）或微卫星高度不稳定（Microsatellite instability-high，MSI-H）高度怀疑Lynch综合征，进行胚系基因突变的检测。如检测到MLH1、MSH2、MSH6、PMS2或EPCAM中任一基因的胚系致病突变，可确诊为Lynch综合征。

2.2 家族性腺瘤性息肉病

家族性腺瘤性息肉病（Familial adenomatous polyposis，FAP）是一种以结直肠多发息肉为主要临床表现的常染色体显性遗传性肿瘤综合征。FAP最主要的致病基因是 APC 基因，经典型 FAP 患者（息肉数超过100 枚），还可能同时发生胃息肉、十二指肠息肉以及先天性视网膜色素上皮细胞肥大、硬性纤维瘤、骨瘤等消化道外症状。衰减型 FAP 临床表型较轻（息肉数10~99 枚）。基因检测可明确致病基因和突变位点。若未发现 APC 基因胚系致病突变，应进一步做 MUTYH基因胚系突变检测。对经典型 FAP，经常规基因检测仍未发现 APC 或 MUTYH 胚系致病突变，则行高通量多基因或全外显子测序以明确致病基因。

— 第三章 ——————————

诊　断

第一节　临床表现

早期 CC 可无明显症状，病情发展到一定程度可出现下列症状：①排便习惯改变；②大便性状改变；③腹痛或腹部不适、痉挛性腹痛；④腹部肿块；⑤肠梗阻相关症状；⑥全身症状：如贫血、消瘦、乏力、低热等。

第二节　疾病史和家族史

CC 发病可能与结肠息肉、结肠腺瘤、克罗恩病、溃疡性结肠炎、血吸虫病等相关，应详细询问相关疾病史及家族史。

第三节　体格检查

一般状况评价、全身浅表淋巴结特别是腹股沟及锁骨上淋巴结的情况。腹部视诊和触诊，检查有无肠型、肠蠕动波，腹部是否可触及肿块；腹部叩诊及听诊有无移动性浊音及肠鸣音异常。直肠指检了解直肠及盆底情况。

第四节 实验室检查

①血常规；②尿常规；③粪便常规；④粪便隐血试验；⑤生化系列；⑥肿瘤标志物：CC患者在诊断时、治疗前、评价疗效时、随访时可检测外周血CEA、CA19-9；疑有肝转移检测AFP；疑有腹膜、卵巢转移患者检测CA125。

第五节 全结肠镜检查

疑似CC患者均推荐全结肠镜检查。检查报告必须包括：进镜深度、肿物大小、距肛缘位置、形态、局部浸润范围，对可疑病变必须行病理活检。

结肠肠管在检查时可能出现皱缩，内镜所见肿物远侧与肛缘距离可能存在误差，建议结合CT或MRI明确病灶部位。对病灶较小，术中可能定位困难者，术前可经内镜下注射纳米碳、亚甲蓝等染色剂行病灶定位。有条件的，可行术中肠镜协助定位。

第六节 影像学检查

1 CT

推荐胸部/腹部/盆腔增强CT检查，评估肿瘤分期、疗效，及随访，内容包括：①原发肿瘤的位置、侵犯范围及浸润深度；②是否伴区域或远处淋巴结转移；③是否伴远处器官转移；④随访中筛查吻合口复发灶及远处转移灶；⑤判断治疗的疗效；⑥是否疑有肠梗阻、肠套叠、肠穿孔等并发症或其他可能影响治疗决策的伴随疾病。

2　MRI

对临床、超声或 CT 不能确诊的肝转移瘤或肝转移瘤数目影响治疗决策时，推荐 MRI 增强检查，有条件医院可行肝脏特异性对比剂增强扫描。

3　超声检查

可用于 CC 肝转移初筛。术中超声用于肝转移灶评估和为射频消融做准备。

4　尿路排泄造影检查

不推荐作为常规检查，仅适于肿瘤较大可能侵及泌尿系统患者。

5　PET-CT

不推荐作为常规检查，对常规影像学无法确诊者可使用；对病情复杂、常规检查不能确诊、分期或可疑复发时可作为辅助检查。对Ⅳ期患者，治疗目标为无疾病状态（No evidence of disease，NED）时，均需PET-CT评估。

第七节　开腹或腹腔镜探查术

以下情况，建议行开腹或腹腔镜探查术明确诊断以及治疗：①经过各种诊断手段尚不能明确诊断且高度怀疑结肠肿瘤；②出现肠梗阻，进行保守治疗无效；③可疑出现肠穿孔；④保守治疗无效的下消化道大出血。

第八节　病理学诊断

病理检查是诊断CC的金标准，力争在治疗前获得病理诊断。活检诊断为浸润性癌的应进行规范性CC治疗。活检诊断为高级别上皮内瘤变或黏膜内癌的病例，临床医师应当了解，受活检取材深度限制，活检病理可能不能明确有无黏膜下层或更深层的浸润。建议病理标本完善MMR蛋白表达或MSI检测以明确微卫星状态，转移性结直肠癌的病理检测需明确RAS、BRAF基因状态。术前行新辅助治疗的根治术标本需做肿瘤退缩分级（TRG）描述。

CC总体诊断流程：见图1-3-1。

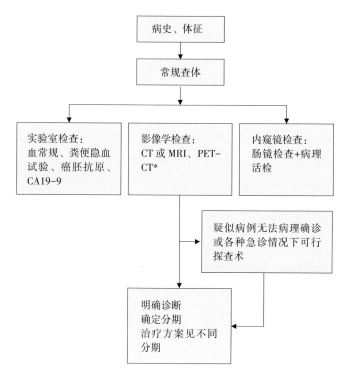

*PET-CT不常规推荐

图1-3-1 CC的诊断流程

—— 第四章 ————————

治疗

第一节　MDT to HIM原则

　　CC的治疗模式是以手术为主的整合治疗。多学科整合诊治团队（MDT to HIM）诊疗模式可有效提升肿瘤诊疗水平，有条件的单位，CC患者应纳入整合诊疗模式。即由结直肠外科/胃肠外科、肝脏外科、肿瘤内科、放疗科、放射科和超声影像科及其他相关专业有一定资质的医生组成团队，定时、定点对患者的一般状况、疾病诊断、分期、发展及预后做出全面评估，并根据当前国内外治疗规范和指南，制订并实施最适合、最优的整合诊治方案。

第二节　非转移性CC的治疗

1　内镜治疗

　　（1）治疗原则：内镜治疗应以整块切除早期CC病变。内镜治疗前应用超声内镜、CT及MRI等进行临床分期，排除浸润达到/超过肌层、区域淋巴结转移或远处转移的患者。应用 pit pattern 分型、Sano 分型和 NICE 分型、黏膜下注射是否有抬举征及超声内镜检查综合确定结肠病变浸润深度以指导治疗方案选择。

（2）适应证：Tis 以及 T1（黏膜下浸润深度＜1000μm）的早期 CC。

（3）方法：ESD 是最适合整块切除的方法，特别是对较大病变。分片 EMR 可使浸润深度的病理诊断和切除边界的确定变得困难。尽量减少切除肿瘤碎块的数目，且疑癌区域（可在治疗前通过放大内镜观察）不应被分片切除。

（4）对内镜下切除标本，要行规范化的病理分析。有以下情况需追加外科手术：①基底切缘阳性；②组织学分化差的癌（低分化腺癌、未分化癌、印戒细胞癌、黏液腺癌等）；③黏膜下浸润深度≥1000μm；④血管，淋巴管侵犯阳性；⑤肿瘤出芽 G2/G3。

2 外科治疗

2.1 手术治疗原则

遵循肿瘤功能外科和损伤效益比及无菌、无瘤三个原则。根治手术推荐遵循全结肠系膜切除（Complete mesocolic excision，CME）原则，切除病灶部位及所属区域淋巴结，达到根治和器官功能保护兼顾。手术团队应有丰富腹腔外科经验或在结肠专科医生指导下实施手术。如需扩大手术范围，应有泌尿外科、肝脏外科和妇科等手术团队配合。

2.2 手术技术平台的选择

应基于实施手术医疗单位的实际情况选择手术技术平台。开腹手术是基本选择，也是CC外科治疗的基石。腹腔镜手术对大部分患者是一种安全且微创的选择，开展单位应具备2D高清、3D腹腔镜等设备。"机器人"手术是腹腔镜手术的进阶选择，目前局限于有"机器人"手术平台的区域医疗中心。

2.3 手术方式

首选手术切除范围是相应结肠肠段的切除加区域淋巴结清扫。后者必须包括肠旁、中间和系膜根部淋巴结。建议标识系膜根部淋巴结并送病理学检查；如怀疑清扫范围以外的淋巴结、结节有转移，推荐完整切除，无法完整切除者视为姑息切除。

（1）右半结肠癌根治术：适用于盲肠、升结肠、结肠肝曲的癌肿。对盲肠和升结肠癌，切除范围包括横结肠右半、升结肠、盲肠，以及长15~20cm的回肠末段，行回肠与横结肠吻合。对结肠肝曲癌肿，除上述范围外，视情清扫胃网膜右动脉组的淋巴结。

（2）横结肠癌根治术：适用于横结肠癌。切除包括肝曲或脾曲的整个横结肠以及胃结肠韧带的淋巴结，行升结肠和降结肠吻合。

（3）左半结肠癌根治术：适用于结肠脾曲和降结肠癌。切除包括横结肠左半、降结肠、并根据降结肠癌灶位置高低切除部分或全部乙状结肠，作结肠间或结肠与直肠吻合。

（4）乙状结肠癌根治术：根据乙状结肠的长短和癌肿所在部位，分别采用切除整个乙状结肠和全部降结肠，或切除整个乙状结肠、部分降结肠和部分直肠，作结肠直肠吻合。

（5）全结肠切除术：适用于部分结肠多原发癌及部分遗传性CC。切除范围包括右半结肠，横结肠，左半结肠及乙状结肠并行回肠-直肠吻合术。

（6）遗传性CC：

①家族性腺瘤性息肉病如已发生癌变，根据癌变部位，行全结直肠切除加回肠储袋肛管吻合术、全结直肠切除加回肠-直肠端端吻合术或全结直肠切除加回肠造口术、保留直肠壶腹的全结肠及部分直肠切除术。未发生癌变者可根据病情选择全结直肠切除或肠段切除。直肠腺瘤＜20枚者，可保留部分直肠；直肠腺瘤≥20枚者，建议行全结直肠切除。

②Lynch综合征应在与患者充分沟通基础上，选择全结肠直肠切除或肠段切除结合肠镜随访。

（7）经自然腔道取标本手术（Natural orifice speci-men extraction surgery，NOSES）：使用腹腔镜、"机器

人"或软质内镜等设备平台完成腹盆腔内各种常规手术操作（切除与重建），经人体自然腔道（直肠、阴道或口腔）取标本的腹壁无辅助切口手术。术后腹壁无取标本切口，仅存留几处微小戳卡疤痕，表现出极佳的微创效果。手术团队要具备丰富的腹腔镜手术经验，并能熟练完成全腔镜下消化道重建。NOSES是一种高选择性手术，适应证要求严格，仅限于T2、T3期，病灶小，有希望经自然腔道取标本的患者。不能用于局部晚期肿瘤；不适用于肿瘤引起的急性肠梗阻和肠穿孔。

（8）结肠癌扩大根治术——联合脏器和多脏器切除：联合脏器切除指因肿瘤侵犯（炎性或癌性）周围脏器，整块切除两个以上相邻脏器的切除术，CC侵犯临近脏器（如侵犯十二指肠，行右半结肠联合胰十二指肠切除），且无远处转移者，根据肿瘤累及范围，通过切除临近脏器实现阴性切缘；多脏器切除指因肿瘤转移至远隔脏器，因根治需求，行两个以上脏器的切除术（如CC同时出现肝转移、局限腹膜转移等），通过多部位同期手术实现R0切除的目的。此类手术难度大，需相应专科手术团队配合，推荐在区域医疗中心实施手术。

（9）急诊手术：对于梗阻、穿孔、大出血CC病例，可行急诊手术，原则以挽救生命为主，各种检查可不完善。对已引起梗阻的可切除CC，推荐行一期切除吻合，或一期肿瘤切除近端造口远端闭合，或造口术后二期切除，或结肠自膨式金属支架（SEMS）置入术后限期切除。如肿瘤局部晚期不能切除，建议给予包括手术在内的姑息性治疗，如近端造口术（盲肠、横结肠、回肠等）、短路手术（回肠横结肠、回肠乙状结肠等）、支架置入术等。

2.4 术中用药

术中根据无菌、无瘤原则合理使用抗菌药物及抗瘤药物。根据中国《抗菌药物临床应用指导原则（2015年版）》，如手术超过3小时，或失血超过1500毫升，术中可给予第二剂抗菌药物。对有高危复发风险的CC，特别是肿瘤侵及浆膜、有淋巴结转移、腹腔冲洗液细胞学检查游离癌细胞阳性或可疑阳性者、术中瘤体被过度挤压或瘤体破裂者可考虑腹腔化疗。术中将化疗药物注入腹腔直接作用于腹腔内种植和脱落的癌细胞，维持腹腔内较高的有效药物浓度，是治疗和预防腹腔种植转移的手段之一。

2.5 标本质量控制与病理分期

手术切除标本及其质量和病理分期对指导术后治疗及预后评估至关重要，应由手术医生配合病理医生确保病理评估报告内容的准确性、标本固定及保存、取材范围、诊断规范等，病理分期推荐采用AJCC TNM分期（第八版）。

原发肿瘤（T）

Tx：原发肿瘤无法评估

T0：无原发肿瘤证据

Tis：原位癌，黏膜内癌（累及固有层或黏膜肌层）

T1：肿瘤浸润黏膜下层

T2：肿瘤浸润固有肌层

T3：肿瘤浸透固有肌层至肠周组织

T4a：肿瘤侵透脏层腹膜（包括肿瘤导致的肠穿孔，肿瘤炎症区域侵及浆膜）

T4b：肿瘤直接侵犯或粘连其他器官或结构

注：T4包括肿瘤穿透浆膜并侵犯另段肠管，或无浆膜覆盖处直接侵犯邻近器官或结构（如降结肠后壁侵犯肾脏、直肠下段侵犯前列腺等）；肉眼与其他组织结构粘连者T分期取决于镜下浸润最深处。

区域淋巴结（N）

Nx：淋巴结转移无法评估

N0：无区域淋巴结转移

N1a：1个区域淋巴结转移

N1b：2~3个区域淋巴结转移

N1c：肿瘤沉积于浆膜下、肠系膜或非腹膜被覆的结肠周或直肠周组织，不伴区域淋巴结转移

pN2a：4~6个区域淋巴结转移

pN2b：7个或以上区域淋巴结转移

远处转移（M）

Mx：远处转移无法评估

M1：有远处转移

M1a：一个器官或部位转移，无腹膜转移

M1b：两个或以上器官或部位的转移，无腹膜转移

M1c：腹膜表面转移，伴或不伴其他器官部位转移

表 1-4-1　AJCC　第八版结直肠癌分期系统对应表

T	N	M	分期
Tis	N0	M0	0
T1	N0	M0	I
T2	N0	M0	I
T3	N0	M0	II A
T4a	N0	M0	II B
T4b	N0	M0	II C
T1-2	N1/N1c	M0	III A
T1	N2a	M0	III A
T3-4a	N1/N1c	M0	III B
T2-3	N2a	M0	III B
T1-2	N2b	M0	III B
T4a	N2a	M0	III C
T3-4a	N2b	M0	III C
T4b	N1-2	M0	III C
任何T	任何N	M1a	IV A
任何T	任何N	M1b	IV B
任何T	任何N	M1c	IV C

注：cTNM是临床分期，pTNM是病理分期；前缀y用于接受新辅助治疗后的肿瘤分期（如ypTNM），病理学完全缓解的患者

分期为 $ypT_0N_0cM_0$，可能类似于 0 期或 1 期。前缀 r 用于经治疗获得一段无瘤间期后复发的患者（rTNM）。

3 内科治疗

3.1 T4b 期 CC 的术前治疗

T4b 期是 CC 复发的高危因素，建议 MDT to HIM 讨论决定治疗方案。首先评估是否可以局部切除。可以切除，建议直接手术或选择新辅助治疗再行手术切除，术后无论有无区域性淋巴结转移，均推荐辅助化疗。如判断为潜在可切除，建议使用化疗或化疗联合靶向治疗进行转化治疗，是否增加局部放疗由 MDT to HIM 讨论决定。如判断为根本无法切除，建议姑息治疗以及最佳支持治疗或进入临床试验。

3.2 CC 辅助治疗

CC 辅助化疗要求患者体力状况评分及主要脏器功能良好，无化疗禁忌的基础疾患或其他并存疾病，一般在术后 3~4 周开始，不迟于术后 8 周。总疗程一般为 3~6 个月。

（1）Ⅰ期 CC，不推荐术后辅助化疗，建议观察和随访。

（2）Ⅱ期 CC，根据有无临床高危因素及微卫星状态，制定方案。高危因素包括：T4、组织学分化差（3/4 级，不包括 MSI-H 者）、血管淋巴管侵犯、神经侵犯、术前肠梗阻或肿瘤部分穿孔、切缘阳性或情况不明、切缘安全距离不足、检出淋巴结不足12枚。

①无高危因素，如微卫星状态是MSI-H或dMMR，不推荐术后辅助化疗，建议观察和随访；如微卫星状态是MSS或pMMR，推荐单药5-FU/LV持续静脉输注或口服卡培他滨化疗。

②有高危因素，推荐CapeOx或FOLFOX方案化疗。不能耐受双药化疗的MSS或pMMR者可行单药5-FU/LV持续静脉输注或口服卡培他滨化疗。

（3）Ⅲ期CC

术后推荐含奥沙利铂的双药联合化疗，不耐受奥沙利铂者，推荐单药5-FU/LV持续静脉输注或口服卡培他滨化疗。基于IDEA研究结果，低危Ⅲ期（T1-3N1）可予CapeOx方案辅助化疗3个月。

不推荐在辅助化疗中使用以下药物：伊立替康、替吉奥、曲氟尿苷替匹嘧啶（TAS-102）、贝伐珠单抗、西妥昔单抗、瑞戈非尼、呋喹替尼和所有的免疫检查点抑制剂，但临床试验除外。

非转移性CC总体处理流程：见图1-4-1。

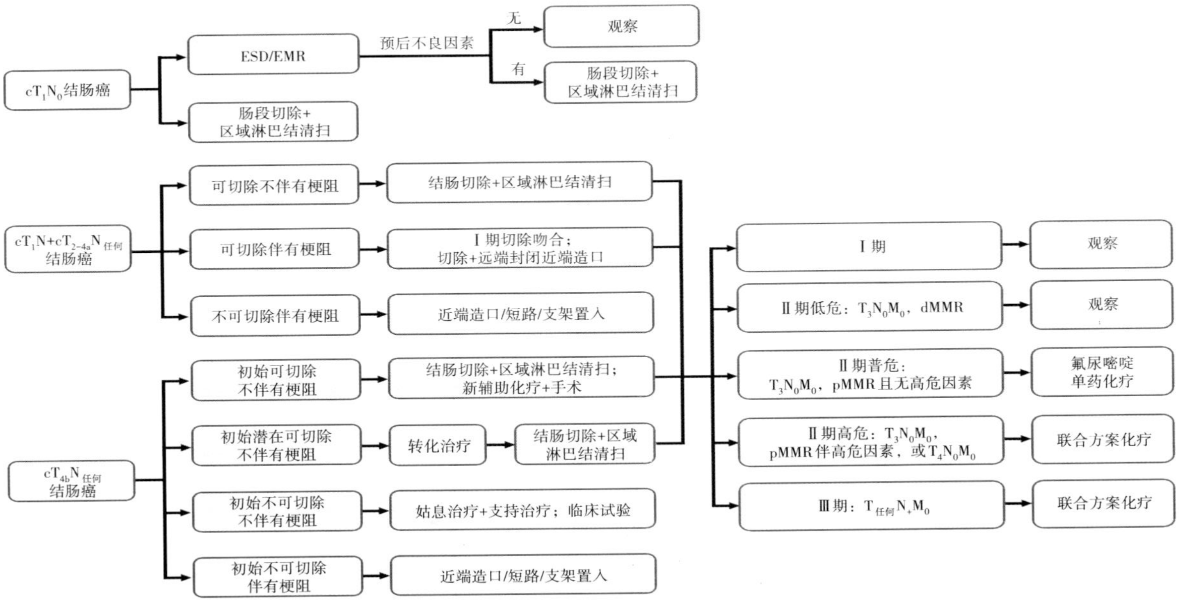

图1-4-1 非转移性CC的处理流程

cT₁N₀结肠癌 → ESD/EMR → 预后不良因素：无 → 观察；有 → 肠段切除+区域淋巴结清扫

肠段切除+区域淋巴结清扫

cT₁N₊+cT₂₋₄ₐN任何结肠癌：
- 可切除不伴有梗阻 → 结肠切除+区域淋巴结清扫
- 可切除伴有梗阻 → I期切除吻合；切除+远端封闭近端造口；近端造口/短路/支架置入
- 不可切除伴有梗阻 → 近端造口/短路/支架置入

cT任何Nₐₙ结肠癌：
- 初始可切除不伴有梗阻 → 结肠切除+区域淋巴结清扫；新辅助化疗+手术
- 初始潜在可切除不伴有梗阻 → 转化治疗 → 结肠切除+区域淋巴结清扫
- 初始不可切除不伴有梗阻 → 姑息治疗/支持治疗；临床试验
- 初始不可切除伴有梗阻 → 近端造口/短路/支架置入

I期 → 观察
II期低危：T₃N₀M₀, dMMR → 观察
II期普危：T₃N₀M₀, pMMR且无高危因素 → 氟尿嘧啶单药化疗
II期高危：T₃N₀M₀ pMMR伴高危因素，或T₄N₀M₀ → 联合方案化疗
III期：T任何N₊M₀ → 联合方案化疗

第三节　　CC肝转移的治疗

1　可切除的CC肝转移

1.1　治疗原则及策略

手术完全切除原发灶和肝转移灶，仍是目前治愈CC肝转移的最佳方法。手术适应证：CC原发灶能够或已经根治性切除，肝转移灶可R0切除且保留足够的功能性肝组织，没有不可切除或毁损的肝外转移灶或仅为肺部结节性病灶。手术禁忌证：原发灶不能取得根治性切除，出现不能切除的肝外转移，预计术后残余肝脏容积不足以及患者全身状况不能耐受手术。除了手术切除外，消融、放疗等手段也能彻底毁损肝转移灶。对手术切除难度较大的个别肝转移灶，应积极联合多种治疗手段，使更多患者有机会达到无疾病证据NED状态，提高长期生存率。

1.2　内科治疗

（1）新辅助治疗

目的是为了缩小术前肿瘤体积及减少体内微小转移的发生，也可作为评价化疗方案敏感性的依据，并指导术后化疗方案的选择。推荐对这类患者首先进行复发风险评分（Clinical risk score，CRS），见表1-4-2。

表1-4-2　复发风险评分（CRS）

描述	评分
原发肿瘤淋巴结阳性	1分
同时性转移或异时性转移距离原发灶手术时间<12个月	1分
肝转移肿瘤数目>1个	1分
术前CEA水平>200ng/mL	1分
转移肿瘤最大直径>5cm	1分

注：0~2分为CRS评分低，3~5分为评分高。评分高意味着复发风险高。

具体策略如下：

①CC确诊时合并初始可根治性切除的肝转移：在原发灶无出血、梗阻或穿孔等症状或原发灶症状解除情况下，CRS评分高，推荐术前新辅助化疗。

②结肠癌根治术后发生可根治性切除的肝转移：原发灶切除术后未接受过化疗，或化疗12个月前已完成且CRS评分高，推荐术前新辅助化疗；肝转移发现前12个月内接受过化疗，新辅助化疗的作用有限，可直接切除肝转移灶。

③新辅助化疗的疗程一般为2~3个月，首选奥沙利铂为基础的方案（FOLFOX/CapeOx），不耐受奥沙利铂者也可选择伊立替康为基础的方案（FOLFIRI），一般不推荐联合使用靶向药物，术前、术后化疗总时长为6个月。

（2）辅助治疗

无论原发灶有无症状、CRS评分高或低，均应在结肠癌切除术和转移灶局部治疗后行术后辅助化疗。肝转移灶清除后达到NED者，根据术前治疗情况及术后病理，推荐在MDT to HIM讨论下决定是否行术后辅助化疗。

常用辅助化疗方案有：氟尿嘧啶单药方案、奥沙利铂为基础的联合化疗方案。如术前已用含伊立替康方案，且有效，术后可继续沿用。

1.3 局部治疗

（1）手术治疗

可切除的同时性CC肝转移者的手术方式：CC原发灶与肝转移灶一期同步切除和二期分阶段切除。结肠癌根治术后发生肝转移者，如既往结肠原发灶为根治性切除且不伴有原发灶复发，肝转移灶能切除，并且肝切除量低于70%，应予手术切除肝转移灶。

肝转移灶手术切除应符合R0原则。

切缘至少>1mm，切除术后至少保留3根肝静脉中的1根且残肝容积≥40%（同时性肝切除）或≥30%（异时性肝切除）。

如局限于左半或右半肝，病灶较大且无肝硬化者，可行规则的半肝切除。

采用术中超声，有助于发现术前影像学检查未能诊断的转移病灶。

预计手术切除后剩余肝脏体积不足30%的肝转

移，门静脉选择性栓塞（portal vein embolization，PVE）或结扎（Portal vein ligation，PVL）可使术后预期剩余肝脏代偿性增大，增加手术切除可能。联合肝脏离断和门静脉结扎的二步肝切除术（ALPPS）可使残留肝脏的体积在短时间内增大，建议在严格选择的患者中由经验丰富的肝脏外科医师实施手术。

（2）病灶毁损治疗

除手术切除肝转移灶外，射频消融、微波消融、立体定向放疗等也能彻底毁损肝转移灶，所以对手术切除难度较大的个别肝转移灶，应积极联合此类治疗手段，以使更多患者有机会达到NED，改善长期生存。

射频消融（Radiofrequency ablation，RFA）适用于最大直径＜3cm、消融边缘＞5mm的肝转移灶，且一次消融最多5枚。微波消融（Miorewave ablation，MWA），可用于直径＞3cm或临近较大血管的CC肝转移灶。立体定向放疗（Stereotactic body radiation therapy，SBRT），适用于肝转移数目≤5个、最大转移灶直径＜6cm。

2　潜在可切除的CC肝转移

2.1　治疗原则

潜在可切除：原发癌灶或肝转移灶在初始诊断时无法达到根治性切除，经积极治疗，可转化为适宜手术根治性切除的状态。经转化治疗后的肝转移切除患者，5年生存率与初始可切除肠癌的患者近似。

由于化疗可能增加肝转移切除术后并发症，转化治疗达到预期目标后尽快实施手术。根治性切除的患者，完成围术期总共半年的治疗，以降低复发风险。术后是否继续应用靶向药物，在MDT to HIM指导下决策。

治疗前原发灶如存在梗阻、穿孔或内科无法控制的出血，应优先处理原发灶，再考虑转化治疗。如经过6个月转化治疗后原发灶或肝转移无法达到根治性切除或NED目标时，建议改为低强度药物维持治疗。

2.2 化疗和/或靶向治疗

检测肿瘤组织KRAS、NRAS、BRAF基因及微卫星状态，以指导制定转化治疗方案。

2.2.1 化疗方案

FOLFOX、CapeOx和FOLFIRI均可提高转化切除率，作为首选推荐，XELIRI方案由于转化治疗证据相对不足，不作为常规推荐。

FOLFOXIRI三药方案较双药具有更高的缓解率与转化率，目前被更多推荐用于体力状况与脏器功能良好的患者。

2.2.2 分子靶向药物

RAS/BRAF野生型：左半结肠癌首选双药联合西妥昔单抗；右半结肠癌推荐FOLFOXIRI联合贝伐珠单

抗，但需谨慎选择适用人群与密切监测不良反应。不适合三药方案，推荐双药联合贝伐珠单抗，也可选择双药联合西妥昔单抗治疗。

RAS突变型：推荐双药化疗联合贝伐珠单抗。三药联合贝伐珠单抗方案具有更高的缓解率，但需要谨慎选择适用人群与密切监测不良反应。

BRAF V600E突变患者预后不佳，少量证据表明手术切除肝转移仍可能带来生存获益。FOLFOXIRI三药联合贝伐珠单抗仍可作为BRAF突变患者推荐方案。

2.2.3 免疫检查点抑制剂治疗

由于MSI-H CC肝转移发生率低，小样本研究显示手术切除可使患者获益，但尚缺乏免疫检查点抑制剂用于此类患者转化治疗的高级别证据。

2.3 评估

2.3.1 潜在可切除的多学科评估

增强CT用于CC原发灶及远处转移的检查；增强MRI、超声造影用于肝脏病灶数量与部位的评估；三维CT与三维数字成像技术等有助于评估残肝体积。

2.3.2 疗效评估

转化治疗建议6~8周行一次影像学评估。RE-CIST1.1标准评估转化治疗疗效，TRG分级评估转化治疗的病理退缩程度。如联合贝伐珠单抗治疗，则最后一次治疗与手术间隔至少6周，术后6~8周再重新开始贝伐珠单抗治疗。

3 不可切除的CC肝转移

3.1 外科治疗

原发灶处理：

（1）原发灶无出血、梗阻症状或无穿孔时推荐全身治疗。但对合并有始终无法切除的肝或肺转移是否必须切除原发灶目前有争议。

（2）CC原发灶有出血、梗阻症状或穿孔时，应先处理原发灶，继而全身治疗。治疗后每6~8周予以评估，决定下一步治疗方案。原发灶处理包括：原发灶切除、短路手术、单纯造口等，可肠道支架置入处理梗阻、用局部介入栓塞处理原发灶出血。

3.2 内科治疗

3.2.1 姑息一线治疗

首选化疗联合靶向治疗，对有望较长时间肿瘤控制（PFS 4~6个月）的患者，推荐采用诱导化疗–维持治疗策略。

（1）治疗前推荐常规检测肿瘤组织KRAS、NRAS、BRAF基因和微卫星状态。

（2）对适合强烈治疗的患者：

①化疗方案：根据患者年龄、体力状况、器官功能和肿瘤负荷选择双药或三药化疗。FOLFOX、Cape-

Ox 及 FOLFIRI 疗效相近，毒性反应存在差异。三药 FOLFOXIRI 的客观有效率、PFS 优于双药化疗，但不良反应尤其骨髓毒抑制更明显，建议限于 PS 评分 0~1 分、年龄<70 岁、器官功能佳、肿瘤负荷大的患者。如存在严重心脏基础疾病或药物心脏毒性，考虑雷替曲塞替代氟尿嘧啶类。

②靶向药物：根据基因状态、原发灶部位选择最佳靶向治疗。RAS 和 BRAF 双野生/MSS 型，右半肠癌优先推荐两药化疗联合贝伐珠单抗，左半肠癌优先推荐 FOLFOX/FOLFIRI 联合西妥昔单抗；RAS 突变、BRAF 野生/MSS 型或不能耐受三药化疗的 BRAF 突变/MSS，优先推荐 FOLFOX/CapeOx/FOLFIRI 联合贝伐珠单抗；年轻、体力状况好、肿瘤负荷大或生长迅速或 BRAF V600E 突变患者可选择 FOLFOXIRI 联合贝伐珠单抗。

③免疫治疗：不论 RAS 和 BRAF 基因状态，对于 MSI-H/dMMR 患者均优先推荐 PD-1 单抗（帕博利珠单抗）。不适合免疫治疗者，可参考姑息一线化疗联合靶向治疗。

④维持治疗：适于接受一定时长（通常 6~8 个周期）一线强烈化疗±靶向治疗（即诱导化疗）达到 CR/PR/SD，经 MDT to HIM 评估不适合局部处理。目前主要支持一线双药或三药化疗后采用维持治疗策略，优

先推荐卡培他滨或5-FU±贝伐珠单抗方案，如不愿继续接受化疗者可单用贝伐珠单抗。

（3）不适合强烈治疗者

年龄≥70岁，体力状况或器官功能欠佳和肿瘤负荷小且生长缓慢如仅肺转移者，推荐卡培他滨或5-FU联合贝伐珠单抗，无法耐受卡培他滨手足综合征或不愿接受持续输注5-FU者，可考虑曲氟尿苷替匹嘧啶片联合贝伐珠单抗作为替代选择；也可以考虑减量30%~50%的两药联合方案；不适合贝伐珠单抗者，如近期发生血栓或大出血事件，可考虑单药卡培他滨或5-FU，如为RAS和BRAF野生/MSS型CC，单药西妥昔单抗或联合伊立替康。

3.2.2 姑息二线治疗

（1）适合强烈治疗的患者

①化疗方案：含奥沙利铂和含伊立替康方案可互作为一、二线，mXELIRI方案在中国人群安全有效，较FOLFIRI不良反应更少。如一线使用三药化疗出现进展者，后续治疗参照三线治疗原则。一线维持治疗中出现进展者，建议优先导入原诱导化疗方案。雷替曲塞可考虑与铂类联用作为二线治疗。

②靶向药物：如一线治疗未使用靶向药物，二线治疗应根据基因型加用靶向药物。RAS和BRAF突变型且一线使用贝伐珠单抗进展者，推荐贝伐珠单抗跨

线治疗。RAS和BRAF野生型CC，一线西妥昔单抗进展，推荐二线选择贝伐珠单抗，不建议西妥昔单抗跨线治疗；一线贝伐珠单抗进展，推荐二线贝伐珠单抗跨线或换用西妥昔单抗。一线使用免疫检查点抑制剂的dMMR/MSI-H者，二线治疗推荐化疗联合靶向治疗。BRAF V600E突变者，二线治疗可选择西妥昔单抗+维罗非尼+伊立替康或达拉非尼+西妥昔单抗±曲美替尼。

③免疫治疗：一线未使用免疫检查点抑制剂的dMMR/MSI-H者，推荐使用PD-1单抗单药或联合CT-LA-4单抗作为二线治疗。少见的POLE或POLD基因致病突变者，亦可能是免疫检测点抑制剂敏感人群。

（2）不适合强烈治疗的患者

根据体力状况、基因型及既往一线治疗方案选择二线治疗或参加临床研究。PS评分＞2分者，建议最佳支持治疗；PS评分0~2分，RAS和BRAF野生型既往未使用抗EGFR单抗者，推荐西妥昔单抗单药治疗，RAS或BRAF突变者，既往未使用靶向药物，可考虑卡培他滨或5-FU或曲氟尿苷替匹嘧啶片联合贝伐珠单抗。

3.2.3 三线及后线治疗

（1）非分子标志物指导的选择：推荐瑞戈非尼、呋喹替尼不耐受或三线治疗失败者可选择新型复合化疗药曲氟尿苷替匹嘧啶片单药联合或不联合贝伐珠单抗。

（2）分子标志物指导下的后线治疗选择：

①如 BRAF V600E 突变/MSS 型且既往未接受抗 BRAF 治疗者：西妥昔单抗+维罗非尼+伊立替康，或达拉非尼+西妥昔单抗±曲美替尼或参加临床研究。

②HER2 过表达者：曲妥珠单抗+拉帕替尼或曲妥珠单抗+帕妥珠单抗或参加临床研究。

③dMMR/MSI-H 者：推荐 PD-1 单抗治疗。如存在少见的 POLE 或 POLD 基因致病突变者，亦可能是免疫检测点抑制剂敏感人群。

④RAS 和 BRAF 野生型：既往未使用 EGFR 单抗者：考虑西妥昔单抗或联合伊立替康；既往使用过西妥昔单抗一线治疗达到客观有效（CR/PR）且 PFS 时间超过 6 个月者，ctDNA 检测为 RAS 和 BRAF 均野生型，可考虑西妥昔单抗联合伊立替康再挑战策略。

⑤NTRK 融合基因者：可考虑 NTRK 抑制剂。

3.2.4 其他治疗

晚期患者在上述常规治疗不适用前提下，可选择局部治疗，如介入治疗、瘤体内注射、物理治疗或中医药治疗。

CC 肝转移整体处理流程：见图 1-4-2、图 1-4-3。

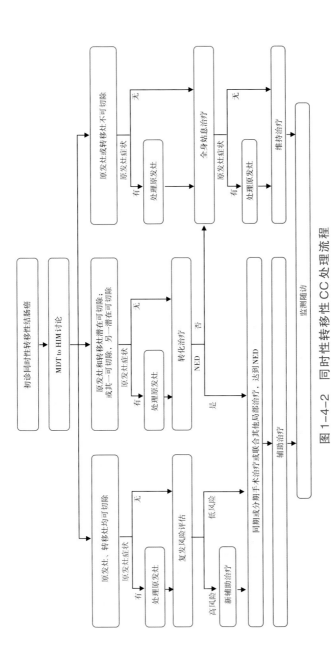

图 1-4-2 同时性转移性 CC 处理流程

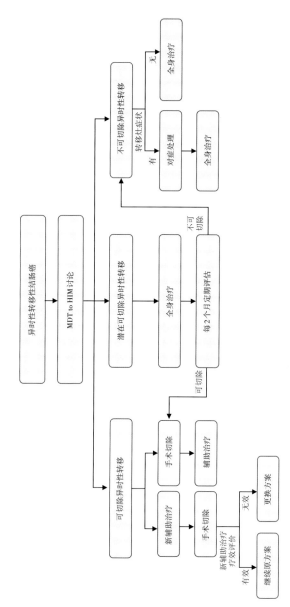

图 1-4-3 异时性转移性 CC 处理流程

第四节　CC其他部位转移的治疗原则

1　肺转移

目前推荐高分辨率胸部CT检查CC肺转移，推荐胸部增强CT检查纵隔及肺门淋巴结转移。对胸部CT检查无法明确性质的肺结节（IPN），结合风险因素、随访情况及病理学检查等整合判断结节性质。

1.1　手术治疗原则

可切除性肺转移，推荐R0切除。肺外有不可切除病灶时不建议行肺转移灶切除。肺转移灶切除后余肺必须能维持足够的肺功能。肺外可切除转移灶可同期或分期处理。

1.2　手术方式

常用方式为楔形切除，其次为肺段切除、肺叶切除及全肺切除。术前检查未怀疑肺门或纵隔淋巴结转移的患者，术中不常规清扫淋巴结；若怀疑淋巴结转移，术中则可考虑行淋巴结活检或清扫。

1.3　其他局部治疗手段

包括射频消融，立体定向放疗等。

（1）射频消融：对转移灶小（最大径<3cm）、远离大血管的肺转移灶，射频消融表现出良好局部控制

率（约90%）。

（2）立体定向放疗，适应证如下：

①肺转移灶数目1~3枚，小转移灶≤5枚；最大径≤5cm。

②肺转移灶分布相对局限，在同一侧肺最优。

1.4 不可切除肺转移的姑息治疗

对不可切除肺转移应行姑息治疗，推荐在MDT to HIM的指导下决定是否行局部病灶的处理。

2 腹膜转移

腹膜是CC常见转移部位之一，有腹膜转移者预后更差。第八版AJCC分期已将腹膜转移作为单独的M1c期，以区别于其他部位的远处转移。

腹膜转移因无特异性临床表现，故临床诊断困难。推荐影像学检查、肿瘤标志物、腹腔积液细胞学或组织学联合检测，必要时行腹腔镜探查，可提高腹膜转移诊断。腹膜肿瘤转移指数（PCI）评估腹膜转移程度，应当在MDT to HIM指导下制定CC腹膜转移治疗策略。包括手术、化疗、靶向药物及腹腔治疗等。

（1）局限性腹膜转移

对部分选择性腹膜转移患者，肿瘤细胞减灭术（CRS）联合腹腔热灌注化疗（HIPEC）可延长生存时间。在有HIPEC经验的中心，对局限性腹膜转移（PCI < 15）且无远处广泛转移者可考虑行CRS手术，要求达到CC0-1的减瘤程度（即无腹膜残余瘤或残余瘤直径 < 2.5mm）。在彻底的CRS术后联合HIPEC可达到细胞学减灭目的。

（2）广泛性腹膜转移或合并有广泛远处转移

全身化疗是治疗CC腹膜转移的重要方法，优于最佳支持治疗。方案参见晚期不可切除CC治疗。完全的细胞减灭术和/或HIPEC可以考虑在有经验的中心开展，用于治疗选择性的、可达到R0切除的局限腹膜癌性播散者。目前国内常用CC腹腔化疗的药物有氟尿嘧啶植入剂、雷替曲塞、奥沙利铂、卡铂、洛铂等，药物剂量原则上以系统化疗用量为标准，可根据患者年龄、身体状况、化疗药物耐受性和骨髓增生能力进行适当调整。

3 卵巢转移、骨转移、脑转移

对于明确CC卵巢转移者，推荐双侧附件切除，如侵犯子宫则加子宫切除，不推荐CC手术时将外观正常的卵巢进行预防性切除。有生育意愿的患者，在初始治疗前咨询生殖医学专业的医生进行评估。

对获得R0切除的卵巢转移患者，推荐术后化疗。对无法通过治疗达到NED的卵巢转移患者，参见晚期不可切除CC治疗。

骨转移诊断主要靠ECT、X线、CT、MRI或PET-CT。ECT常为诊断骨转移的主要手段。CC骨转移综合治疗的目标：改善生活质量，延长生存时间，预防或延缓骨相关事件（Skeletal related events，SREs）。系统治疗中，双膦酸盐是CC骨转移的基础用药。当影像学提示有骨破坏或骨转移时，应采用骨保护药物治疗。在应用双膦酸盐治疗过程中，即使发生SREs仍建议继续用药，用药时间至少持续12个月。局部手术治疗应综合考虑，谨慎实施。骨转移灶可行局部放疗。

CC脑转移治疗与其他实体瘤脑转移类似，以控制原发灶为主，以脑转移灶局部治疗为辅。

第五节　局部复发CC的治疗

1　外科治疗原则

对局部复发的CC患者，应行MDT to HIM评估，手术是达到治愈的重要方法，应积极争取再次手术。

（1）复发灶可切除者，建议行R0切除联合围术期化疗的整合治疗，侵犯周围脏器，条件允许应考虑联合脏器切除。

（2）局部可切除但有远处转移者，建议围术期化疗后行手术。

（3）无法切除者，应建议全身治疗，如存在肠道梗阻、消化道出血、穿孔等情况，可先行肠造瘘、复发灶局部切除等姑息性手术。

2 内科治疗原则

应开展MDT to HIM讨论，依据影像和外科评估分可切除、潜在可切和不可切除复发CC，基于不同疾病分类给予内科治疗策略。

（1）可R0切除者，既往无辅助化疗史或仅用氟尿嘧啶单药者建议CapeOx或FOLFOX方案围术期治疗半年或密切随访，如无法耐受双药治疗，建议LV/5-FU或卡培他滨单药化疗半年。

（2）潜在可R0切除者，选择客观有效率高的双药或三药化疗联合靶向药物，复发灶与周围器官、组织粘连固定者，可考虑放化疗。每2~3月评估疗效，MDT to HIM讨论切除可能性。

（3）经MDT to HIM讨论评估不可切除复发者，治疗目标为姑息性，参考不可手术切除转移性CC的内科治疗和方案选择。

第六节　中医药治疗

1　治疗原则

中医治疗应在整合医疗指导下，采用辨证施治原则开展诊疗，其根本治疗原则遵循扶正祛邪、标本缓急、因人因时、因地制宜、综合治疗。

2　辨证施治

2.1　CC围术期辨证施治

CC患者术前主要表现为腑气不通，具体症状为大便不通，腹部阵痛，脘腹胀满，舌红，苔黄腻，脉滑数；术后主要表现为元气耗伤、脾胃虚弱，具体症状表现为面色淡白或萎黄，唇甲不华，少气乏力，神疲懒言，腹部隐痛，纳呆食少，食后腹胀，舌淡，苔薄白，脉弱。故常以理气通腑，补气养血，健脾益胃为主要原则，提高患者对手术的耐受性，缓解术后并发症。

2.2　CC辅助治疗期辨证施治

CC化疗期间常表现为脾胃不和，气血亏虚，肝肾阴虚，具体症状为胃脘饱胀，食欲减退，恶心呕吐，腹胀或腹泻，舌胖大，舌苔薄白或腻；或为腰膝酸软，耳鸣，五心烦热，颧红盗汗，舌红苔少，脉细数。故常以健脾和胃、降逆止呕、补气养血、滋补肝肾为主要治则，提高患者对化疗的耐受性、减轻化疗的毒副作用、提高化疗完成率。

2.3 CC晚期姑息治疗期辨证施治

CC晚期姑息治疗期主要表现为本虚与邪实并存，以本虚为主，夹杂痰、瘀、毒、湿等邪实。姑息治疗期的中医药治疗，以减轻西医治疗不良反应、增加治疗疗效、提高生活质量、尽可能延长生存期为目的。

—— 第五章 ————————————————

全程康复管理

第一节 随访

（1）病史和体检，CEA、CA19-9监测，每3个月1次，共2年，第3~5年，每6个月1次，5年后每年1次。

（2）胸部、腹部及盆腔CT或MRI，每6个月1次，共2年，然后每年1次，共5年。

（3）术后1年内行肠镜检查，如有异常，1年内复查；如未见息肉，3年内复查，然后每5年复查1次；随访发现结肠腺瘤均推荐切除。如术前肠镜未完成全结肠检查，建议术后3~6个月行肠镜检查。

（4）PET-CT不是常规推荐的检查项目，对已有或疑有复发及远处转移的患者，可考虑PET-CT，以排除复发转移。

（5）如患者身体状况不允许接受抗肿瘤治疗，则不主张进行常规肿瘤随访。

术后CEA持续升高的处理流程：见图1-5-1。

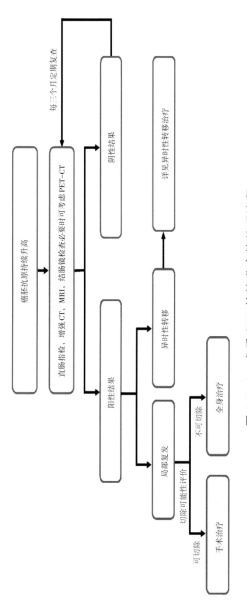

图 1-5-1 术后 CEA 持续升高的处理流程

第二节 全程康复管理

1 营养治疗

营养治疗应贯穿从首诊到完成整个综合治疗的全过程。

（1）CC患者一经确诊，即应进行营养风险筛查及营养状况评估。

（2）CC患者无论接受根治手术还是姑息手术，均应按ERAS原则和流程实施围术期营养管理。

（3）对实施术前新辅助治疗，或术后辅助治疗的CC患者，需要制定营养治疗计划并进行营养治疗。

2 中医肿瘤康复治疗

以辨证康复为指导，综合性治疗手段，包括心理治疗、针灸推拿治疗、饮食疗法、中药治疗、传统体育康复治疗等多种方式，针对患者不同阶段及证候类型，制定合理的中医药康复治疗方案。

3 迟发或长期后遗症的治疗

（1）慢性腹泻或失禁

考虑止泻药、硬化大便药、中医药、调节饮食、盆底康复及成人尿布等。

（2）奥沙利铂引起的神经损伤

度洛西汀仅用于神经痛，对麻木、刺痛和冷觉敏感等无作用。可试中药验方。

（3）疼痛管理

进行全面的疼痛评估，以确定疼痛病因，鉴别诊断应包括癌症复发或疾病进展以及特异性癌症疼痛综合征。可考虑阿片类药物治疗，应在最短时间内使用最低的适当剂量，辅助药物治疗应在阿片类药物的基础上进行。

（4）睡眠障碍

详细了解失眠病程与特点，进行睡眠卫生教育，失眠认知行为治疗作为首选推荐优于药物干预治疗。同时，可考虑针灸、穴位按摩、中药干预等中医肿瘤康复治疗手段进行治疗。

（5）化疗后骨髓抑制

化疗相关中性粒细胞减少，可使用 rhG-CSF 或 PEG-rhG-CSF；化疗相关贫血，可使用 EPO，同时应补充铁剂和维生素 B_{12}、叶酸等，必要时输注红细胞悬液；化疗相关血小板减少，护理与药物同等重要。患者需要减少活动，防止受伤，必要时绝对卧床、注意通便和镇咳等。可使用 TPO 和重组人白介素-11 升血小板，必要时输注单采血小板。

4 造口管理

（1）人员、任务、架构：有条件的医疗中心推荐配备造口治疗师（专科护士）。其职责包括所有造口术前术后的护理、复杂切口的处理、大小便失禁的护理，开设造口专科门诊。

（2）心理治疗：向患者充分解释有关诊断、手术和护理知识，并于术前和术后给予一定心理干预和指导。

（3）造口定位：推荐术前由医师、造口治疗师、家属及患者共同选择造口部位。

（4）肠造口护理：术后要注意观察造口的血运及有无回缩等情况。保持肠造口周围皮肤清洁干燥。长期服用抗菌药物、免疫抑制剂和糖皮质激素的患者，应特别注意肠造口部位真菌感染。

参考文献

[1] SUNG H, FERLAY J, SIEGEL R L, et al. Global Cancer Statistics 2020: GLOBOCAN Estimates of Incidence and Mortality Worldwide for 36 Cancers in 185 Countries[J]. CA Cancer J Clin, 2021, 71(3): 209-249.

[2] CAO W, CHEN H D, YU Y W, et al. Changing profiles of cancer burden worldwide and in China: a secondary analysis of the global cancer statistics 2020[J]. Chin Med J (Engl), 2021, 134(7): 783-791.

[3] 吴春晓, 付晨, 赫捷, 等. 2015年中国结直肠癌发病和死亡情况分析[J]. 中国癌症杂志, 2020, 30(4): 241-245.

[4] 孙可欣, 郑荣寿, 张思维, 等. 2015年中国分地区恶性肿瘤发病和死亡分析[J]. 中国肿瘤临床, 2019, 28(1): 1-11.

[5] 郑荣寿, 孙可欣, 张思维, 等. 2015年中国恶性肿瘤流行情况分析[J]. 中华肿瘤杂志, 2019, 41(1): 19-28.

[6] 陈孝平, 汪建平, 赵继宗. 外科学: 第9版[M]. 北京: 人民卫生出版社, 2018.

[7] ROCK C L, DOYLE C, DEMARK-WAHNEFRIED W, et al. Nutrition and physical activity guidelines for cancer survivors[J]. CA Cancer J Clin, 2012, 62(4): 243-274.

[8] 李鹏, 王拥军, 陈光勇, 等. 中国早期结直肠癌及癌前病变筛查与诊治共识[J]. 中国实用内科杂志, 2015, 35(3): 211-227.

[9] 李其龙, 马新源, 俞玲玲, 等. 农村高发地区大肠癌优化序贯筛查病变年龄别检出分析[J]. 中华肿瘤杂志, 2013, 35(2): 154-157.

[10] DAVIDSON K W, BARRY M J, MANGIONE C M, et al. Screening for Colorectal Cancer: US Preventive Services Task Force Recommendation Statement[J]. JAMA, 2021, 325(19): 1965-1977.

[11] 国家癌症中心中国结直肠癌筛查与早诊早治指南制定专家组. 中国结直肠癌筛查与早诊早治指南(2020,北京)[J]. 中华肿瘤杂志, 2021, 43(1): 16-38.

[12] 中华医学会肿瘤学分会早诊早治学组. 中国结直肠癌

早诊早治专家共识[J]. 中华医学杂志, 2020, 100(22): 1691–1698.

[13] HAMPEL H, FRANKEL W L, MARTIN E, et al. Feasibility of screening for Lynch syndrome among patients with colorectal cancer[J]. J Clin Oncol, 2008, 26(35): 5783–5788.

[14] 袁瑛, 张苏展, 郑树, 等. 中国人遗传性大肠癌筛检标准的实施方案[J]. 中华肿瘤杂志, 2004, 26(3): 191–192.

[15] 中国临床肿瘤学会结直肠癌专家委员会,中国抗癌协会大肠癌专业委员会遗传学组,中国医师协会结直肠肿瘤专业委员会遗传专委会. 结直肠癌及其他相关实体瘤微卫星不稳定性检测中国专家共识[J]. 中华肿瘤杂志, 2019, 41(10): 734–741.

[16] SIEBER O M, SEGDITSAS S, KNUDSEN A L, et al. Disease severity and genetic pathways in attenuated familial adenomatous polyposis vary greatly but depend on the site of the germline mutation[J]. Gut, 2006, 55(10): 1440–1448.

[17] YANG M, ZHU L, ZHU L, et al. Role of a rare variant in APC gene promoter 1B region in classic familial adenomatous polyposis[J]. Digestion, 2020, 102(4): 1–7.

[18] 樊代明. 整合肿瘤学•临床卷[M]. 北京: 科学出版社, 2021.

[19] 樊代明. 整合肿瘤学•基础卷[M]. 西安: 世界图书出版西安有限公司, 2021.

[20] TANAKA S, KASHIDA H, SAITO Y, et al. Japan Gastroenterological Endoscopy Society guidelines for colorectal endoscopic submucosal dissection/endoscopic mucosal resection[J]. Dig Endosc, 2020, 32(2): 219–239.

[21] SAITO Y, FUKUZAWA M, MATSUDA T, et al. Clinical outcome of endoscopic submucosal dissection versus endoscopic mucosal resection of large colorectal tumors as determined by curative resection[J]. Surg Endosc, 2010, 24(2): 343–352.

[22] 中华医学会消化内镜学分会病理学协作组. 中国消化内镜活组织检查与病理学检查规范专家共识(草案)[J]. 中华消化内镜杂志, 2014, 31(9): 481–485.

[23] 王锡山, 李宗芳, 苏敏. 肿瘤学概论: 第2版[M]. 北京: 人民卫生出版社, 2021.

[24] 中国NOSES联盟, 中国医师协会结直肠肿瘤专业委员会NOSES专委会. 结直肠肿瘤经自然腔道取标本手术专家共识(2019版)[J/CD]. 中华结直肠疾病电子杂志, 2019, 8(4): 336-342.

[25] VAN HOOFT J E, VAN HALSEMA E E, VANBIERVLIET G, et al. Self-expandable metal stents for obstructing colonic and extracolonic cancer: European Society of Gastrointestinal Endoscopy (ESGE) Clinical Guideline[J]. Endoscopy, 2014, 46(11): 990-1053.

[26] FOXTROT COLLABORATIVE G. Feasibility of preoperative chemotherapy for locally advanced, operable colon cancer: the pilot phase of a randomised controlled trial[J]. Lancet Oncol, 2012, 13(11): 1152-1160.

[27] QIU B, DING P R, CAI L, et al. Outcomes of preoperative chemoradiotherapy followed by surgery in patients with unresectable locally advanced sigmoid colon cancer[J]. Chin J Cancer, 2016, 35 (1): 65.

[28] GAO P, HUANG X Z, SONG Y X, Sun J X, et al. Impact of timing of adjuvant chemotherapy on survival in stage III colon cancer: a population-based study[J]. BMC Cancer, 2018, 18(1): 234.

[29] PAGÈS F, ANDRÉ T, TAIEB J, et al. Corrigendum to 'Prognostic and predictive value of the Immunoscore in stage III colon cancer patients treated with oxaliplatin in the prospective IDEA France PRODIGE-GERCOR cohort study[J]. Ann Oncol, 2020, 31 (7): 921-929.

[30] ANDRÉ T, BONI C, MOUNEDJI-BOUDIAF L, et al. Oxaliplatin, fluorouracil, and leucovorin as adjuvant treatment for colon cancer[J]. N Engl J Med, 2004, 350(23): 2343-2351.

[31] ROTH A D, DELORENZI M, TEJPAR S, et al. Integrated analysis of molecular and clinical prognostic factors in stage II/III colon cancer[J]. J Natl Cancer Inst, 2012, 104(21): 1635-1646.

[32] WELLS K O, HAWKINS A T, KRISHNAMURTHY D M, et al. Omission of adjuvant chemotherapy is associated with increased mortality in patients with T3N0 colon cancer with inadequate lymph node harvest[J]. Dis Colon Rectum, 2017, 60(1): 15-21.

[33] RIBIC C M, SARGENT D J, MOORE M J, et al. Tumor mi-

crosatellite-instability status as a predictor of benefit from fluoroura-cil-based adjuvant chemotherapy for colon cancer[J]. N Engl J Med, 2003, 349(3): 247-257.

[34] SARGENT D J, MARSONI S, MONGES G, et al. Defective mismatch repair as a predictive marker for lack of efficacy of fluoro-uracil-based adjuvant therapy in colon cancer[J]. J Clin Oncol, 2010, 28(20): 3219-3226.

[35] SINICROPE F A, FOSTER N R, THIBODEAU S N, et al. DNA mismatch repair status and colon cancer recurrence and surviv-al in clinical trials of 5-fluorouracil-based adjuvant therapy[J]. J Natl Cancer Inst, 2011, 103(11): 863-875.

[36] TEJPAR S, SARIDAKI Z, DELORENZI M, et al. Microsat-ellite instability, prognosis and drug sensitivity of stage II and III colorectal cancer: more complexity to the puzzle[J]. J Natl Cancer Inst, 2011, 103(11): 841-844.

[37] QUAH H M, CHOU J F, GONEN M, et al. Identification of patients with high-risk stage II colon cancer for adjuvant therapy[J]. Dis Colon Rectum, 2008, 51(5): 503-507.

[38] SCHMOLL H J, TABERNERO J, MAROUN J, et al. Capecitabine plus oxaliplatin compared with fluorouracil/folinic acid as adjuvant therapy for stage III colon cancer: final results of the No16968 randomized controlled phase III trial[J]. J Clin Oncol, 2015, 33(32): 3733-3740.

[39] ANDRÉ T, BONI C, NAVARRO M, et al. Improved overall survival with oxaliplatin, fluorouracil, and leucovorin as adjuvant treatment in stage II or III colon cancer in the MOSAIC trial[J]. J Clin Oncol, 2009, 27(19): 3109-3116.

[40] Grothey A, Sobrero A F, Shields A F, Yoshino T, Paul J, Taieb J, Souglakos J, Shi Q, Kerr R, Labianca R, Meyerhardt J A, Vernerey D, Yamanaka T, Boukovinas I, Meyers J P, Renfro L A, Niedzwiecki D, Watanabe T, Torri V, Saunders M, Sargent D J, An-dre T, Iveson T. Duration of Adjuvant Chemotherapy for Stage III Co-lon Cancer[J]. N Engl J Med, 2018, 378(13): 1177-1188.

[41] VAN CUTSEM E, LABIANCA R, BODOKY G, et al. Ran-

domized phase III trial comparing biweekly infusional fluorouracil/ leucovorin alone or with irinotecan in the adjuvant treatment of stage III colon cancer: PETACC-3[J]. J Clin Oncol, 2009, 27(19): 3117-3125.

[42] ALBERTS S R, SARGENT D J, NAIR S, et al. Effect of oxaliplatin, fluorouracil, and leucovorin with or without cetuximab on survival among patients with resected stage III colon cancer: a randomized trial[J]. JAMA, 2012, 307(13): 1383-1393.

[43] ALLEGRA C J, YOTHERS G, O'CONNELL M J, et al. Phase III trial assessing bevacizumab in stages II and III carcinoma of the colon: results of NSABP protocol C-08[J]. J Clin Oncol, 2011, 29(1): 11-16.

[44] DE GRAMONT A, VAN CUTSEM E, SCHMOLL H J, et al. Bevacizumab plus oxaliplatin-based chemotherapy as adjuvant treatment for colon cancer (AVANT): a phase 3 randomised controlled trial[J]. Lancet Oncol, 2012, 13(12): 1225-1233.

[45] FONG Y, FORTNER J, SUN R L, et al. Clinical score for predicting recurrence after hepatic resection for metastatic colorectal cancer: analysis of 1001 consecutive cases[J]. Ann Surg, 1999, 230 (3): 309-318; discussion 318-321.

[46] AYEZ N, VAN DER STOK E P, GRÜNHAGEN D J, et al. The use of neo-adjuvant chemotherapy in patients with resectable colorectal liver metastases: Clinical risk score as possible discriminator[J]. Eur J Surg Oncol, 2015, 41(7): 859-867.

[47] NORDLINGER B, SORBYE H, GLIMELIUS B, et al. Perioperative FOLFOX4 chemotherapy and surgery versus surgery alone for resectable liver metastases from colorectal cancer (EORTC 40983): long-term results of a randomised, controlled, phase 3 trial [J]. Lancet Oncol, 2013, 14(12): 1208-1215.

[48] BRIDGEWATER J A, PUGH S A, MAISHMAN T, et al. Systemic chemotherapy with or without cetuximab in patients with resectable colorectal liver metastasis (New EPOC): long-term results of a multicentre, randomised, controlled, phase 3 trial[J]. Lancet Oncol, 2020, 21(3): 398-411.

[49] VAN CUTSEM E, CERVANTES A, ADAM R, et al. ESMO consensus guidelines for the management of patients with metastatic colorectal cancer[J]. Ann Oncol, 2016, 27(8): 1386-1422.

[50] 中国临床肿瘤学会指南工作委员会. 2020CSCO结直肠癌指南[M]. 北京: 人民卫生出版社, 2020.

[51] 中国医师协会外科医师分会, 中华医学会外科分会胃肠外科学组, 中华医学会外科分会结直肠外科学组, 等. 中国结直肠癌肝转移诊断和综合治疗指南（V2020）[J]. 中华胃肠外科杂志, 2021, 24(1): 1-13.

[52] ADAM R. Chemotherapy and surgery: new perspectives on the treatment of unresectable liver metastases[J]. Ann Oncol, 2003, 14 Suppl 2: ii13-16.

[53] ALOIA T, SEBAGH M, PLASSE M, et al. Liver histology and surgical outcomes after preoperative chemotherapy with fluorouracil plus oxaliplatin in colorectal cancer liver metastases[J]. J Clin Oncol, 2006, 24(31): 4983-4990.

[54] FERNANDEZ F G, RITTER J, GOODWIN J W, et al. Effect of steatohepatitis associated with irinotecan or oxaliplatin pretreatment on resectability of hepatic colorectal metastases[J]. J Am Coll Surg, 2005, 200(6): 845-853.

[55] ADAM R, BHANGUI P, POSTON G, et al. Is perioperative chemotherapy useful for solitary, metachronous, colorectal liver metastases?[J]. Ann Surg, 2010, 252(5): 774-787.

[56] COLUCCI G, GEBBIA V, PAOLETTI G, et al. Phase III randomized trial of FOLFIRI versus FOLFOX4 in the treatment of advanced colorectal cancer: a multicenter study of the Gruppo Oncologico Dell'Italia Meridionale[J]. J Clin Oncol, 2005, 23(22): 4866-4875.

[57] ALBERTS S R, HORVATH W L, STERNFELD W C, et al. Oxaliplatin, fluorouracil, and leucovorin for patients with unresectable liver-only metastases from colorectal cancer: a North Central Cancer Treatment Group phase II study[J]. J Clin Oncol, 2005, 23 (36): 9243-9249.

[58] SOUGLAKOS J, ANDROULAKIS N, SYRIGOS K, et al.

FOLFOXIRI (folinic acid, 5-fluorouracil, oxaliplatin and irinotecan) vs. FOLFIRI (folinic acid, 5-fluorouracil and irinotecan) as first-line treatment in metastatic colorectal cancer (MCC): a multicentre randomised phase III trial from the Hellenic Oncology Research Group (HORG)[J]. Br J Cancer, 2006, 94(6): 798-805.

[59] YE L C, LIU T S, REN L, et al. Randomized controlled trial of cetuximab plus chemotherapy for patients with KRAS wild-type unresectable colorectal liver-limited metastases[J]. J Clin Oncol, 2013, 31(16): 1931-1938.

[60] TOMASELLO G, PETRELLI F, GHIDINI M, et al. FOLFOXIRI plus bevacizumab as conversion therapy for patients with initially unresectable metastatic colorectal cancer: a systematic review and pooled analysis[J]. JAMA Oncol, 2017, 3(7): e170278.

[61] YE L C, WEI Y, ZHU D X, et al. Impact of early tumor shrinkage on clinical outcome in wild-type-KRAS colorectal liver metastases treated with cetuximab[J]. J Gastroenterol Hepatol, 2015, 30(4): 674-679.

[62] ARNOLD D, LUEZA B, DOUILLARD J Y, et al. Prognostic and predictive value of primary tumour side in patients with RAS wild-type metastatic colorectal cancer treated with chemotherapy and EGFR directed antibodies in six randomized trials[J]. Ann Oncol, 2017, 28(8): 1713-1729.

[63] TANG W, REN L, LIU T, et al. Bevacizumab plus mFOLFOX6 versus mFOLFOX6 alone as first-line treatment for RAS mutant unresectable colorectal liver-limited metastases: the BECOME randomized controlled trial[J]. J Clin Oncol, 2020, 38(27): 3175-3184.

[64] CREMOLINI C, LOUPAKIS F, ANTONIOTTI C, et al. FOLFOXIRI plus bevacizumab versus FOLFIRI plus bevacizumab as first-line treatment of patients with metastatic colorectal cancer: updated overall survival and molecular subgroup analyses of the open-label, phase 3 TRIBE study[J]. Lancet Oncol, 2015, 16(13): 1306-1315.

[65] STEIN A, ATANACKOVIC D, HILDEBRANDT B, et al.

Upfront FOLFOXIRI+bevacizumab followed by fluoropyrimidin and bevacizumab maintenance in patients with molecularly unselected metastatic colorectal cancer[J]. Br J Cancer, 2015, 113(6): 872-877.

[66] MARGONIS G A, BUETTNER S, ANDREATOS N, et al. Association of BRAF mutations with survival and recurrence in surgically treated patients with metastatic colorectal liver cancer[J]. JAMA Surg, 2018, 153(7): e180996.

[67] HADDAD R, OGILVIE R T, CROITORU M, et al. Microsatellite instability as a prognostic factor in resected colorectal cancer liver metastases[J]. Ann Surg Oncol, 2004, 11(11): 977-982.

[68] FARON M, PIGNON J P, MALKA D, et al. Is primary tumour resection associated with survival improvement in patients with colorectal cancer and unresectable synchronous metastases? A pooled analysis of individual data from four randomised trials[J]. Eur J Cancer, 2015, 51(2): 166-176.

[69] TARANTINO I, WARSCHKOW R, GÜLLER U. Palliative primary tumor resection in patients with metastatic colorectal cancer: for whom and when?[J]. Ann Surg, 2017, 265(4): e59-e60.

[70] MORITANI K, KANEMITSU Y, SHIDA D, et al. A randomized controlled trial comparing primary tumour resection plus chemotherapy with chemotherapy alone in incurable stage IV colorectal cancer: JCOG1007 (iPACS study) [J]. Jpn J Clin Oncol, 2020, 50(1): 89-93.

[71] HU C Y, BAILEY C E, YOU Y N, et al. Time trend analysis of primary tumor resection for stage IV colorectal cancer: less surgery, improved survival[J]. JAMA Surg, 2015, 150(3): 245-251.

[72] TOURNIGAND C, ANDRÉ T, ACHILLE E, et al. FOLFIRI followed by FOLFOX6 or the reverse sequence in advanced colorectal cancer: a randomized GERCOR study[J]. J Clin Oncol, 2004, 22(2): 229-237.

[73] SALTZ L B, CLARKE S, DÍAZ-RUBIO E, et al. Bevacizumab in combination with oxaliplatin-based chemotherapy as first-line therapy in metastatic colorectal cancer: a randomized phase III study[J]. J Clin Oncol, 2008, 26(12): 2013-2019.

[74] FALCONE A, RICCI S, BRUNETTI I, et al. Phase III trial of infusional fluorouracil, leucovorin, oxaliplatin, and irinotecan (FOLFOXIRI) compared with infusional fluorouracil, leucovorin, and irinotecan (FOLFIRI) as first-line treatment for metastatic colorectal cancer: the Gruppo Oncologico Nord Ovest[J]. J Clin Oncol, 2007, 25 (13): 1670-1676.

[75] HEINEMANN V, VON WEIKERSTHAL L F, DECKER T, et al. FOLFIRI plus cetuximab versus FOLFIRI plus bevacizumab as first-line treatment for patients with metastatic colorectal cancer (FIRE-3): a randomised, open-label, phase 3 trial[J]. Lancet Oncol, 2014, 15(10): 1065-1075.

[76] VENOOK A P, NIEDZWIECKI D, LENZ H J, et al. Effect of first-line chemotherapy combined with cetuximab or bevacizumab on overall survival in patients with KRAS wild-type advanced or metastatic colorectal cancer: a randomized clinical trial[J]. JAMA, 2017, 317(23): 2392-2401.

[77] CREMOLINI C, ANTONIOTTI C, ROSSINI D, et al. Up-front FOLFOXIRI plus bevacizumab and reintroduction after progression versus mFOLFOX6 plus bevacizumab followed by FOLFIRI plus bevacizumab in the treatment of patients with metastatic colorectal cancer (TRIBE2): a multicentre, open-label, phase 3, randomised, controlled trial[J]. Lancet Oncol, 2020, 21(4): 497-507.

[78] LE D T, URAM J N, WANG H, et al. PD-1 blockade in tumors with mismatch-repair deficiency[J]. N Engl J Med, 2015, 372 (26): 2509-2520.

[79] XU R H, SHEN L, LI J, et al. Expert consensus on maintenance treatment for metastatic colorectal cancer in China[J]. Chin J Cancer, 2016, 35: 13.

[80] CHIBAUDEL B, MAINDRAULT-GOEBEL F, LLEDO G, et al. Can chemotherapy be discontinued in unresectable metastatic colorectal cancer? The GERCOR OPTIMOX2 Study[J]. J Clin Oncol, 2009, 27(34): 5727-5733.

[81] LUO H Y, LI Y H, WANG W, et al. Single-agent capecitabine as maintenance therapy after induction of XELOX (or

FOLFOX) in first-line treatment of metastatic colorectal cancer: randomized clinical trial of efficacy and safety[J]. Ann Oncol, 2016, 27 (6): 1074-1081.

[82] QUIDDE J, HEGEWISCH-BECKER S, GRAEVEN U, et al. Quality of life assessment in patients with metastatic colorectal cancer receiving maintenance therapy after first-line induction treatment: a preplanned analysis of the phase III AIO KRK 0207 trial[J]. Ann Oncol, 2016, 27(12): 2203-2210.

[83] CUNNINGHAM D, LANG I, MARCUELLO E, et al. Bevacizumab plus capecitabine versus capecitabine alone in elderly patients with previously untreated metastatic colorectal cancer (AVEX): an open-label, randomised phase 3 trial[J]. Lancet Oncol, 2013, 14(11): 1077-1085.

[84] VAN CUTSEM E, DANIELEWICZ I, SAUNDERS M P, et al. Trifluridine/tipiracil plus bevacizumab in patients with untreated metastatic colorectal cancer ineligible for intensive therapy: the randomized TASCO1 study[J]. Ann Oncol, 2020, 31(9): 1160-1168.

[85] CUNNINGHAM D, HUMBLET Y, SIENA S, et al. Cetuximab monotherapy and cetuximab plus irinotecan in irinotecan-refractory metastatic colorectal cancer[J]. N Engl J Med, 2004, 351(4): 337-345.

[86] XU R H, MURO K, MORITA S, et al. Modified XELIRI (capecitabine plus irinotecan) versus FOLFIRI (leucovorin, fluorouracil, and irinotecan), both either with or without bevacizumab, as second-line therapy for metastatic colorectal cancer (AXEPT): a multicentre, open-label, randomised, non-inferiority, phase 3 trial[J]. Lancet Oncol, 2018, 19(5): 660-671.

[87] BENNOUNA J, SASTRE J, ARNOLD D, et al. Continuation of bevacizumab after first progression in metastatic colorectal cancer (ML18147): a randomised phase 3 trial[J]. Lancet Oncol, 2013, 14(1): 29-37.

[88] VAN CUTSEM E, TABERNERO J, LAKOMY R, et al. Addition of aflibercept to fluorouracil, leucovorin, and irinotecan improves survival in a phase III randomized trial in patients with meta-

static colorectal cancer previously treated with an oxaliplatin-based regimen[J]. J Clin Oncol, 2012, 30(28): 3499-3506.

[89] BENNOUNA J, HIRET S, BERTAUT A, et al. Continuation of bevacizumab vs. cetuximab plus chemotherapy after first progression in KRAS wild-type metastatic colorectal cancer: the UNICANCER PRODIGE18 randomized clinical trial[J]. JAMA Oncol, 2019, 5(1): 83-90.

[90] INNOCENTI F, OU F S, QU X, et al. Mutational analysis of patients with colorectal cancer in CALGB/SWOG 80405 identifies new roles of microsatellite instability and tumor mutational burden for patient outcome[J]. J Clin Oncol, 2019, 37(14): 1217-1227.

[91] KOPETZ S, GUTHRIE K A, MORRIS V K, et al. Randomized trial of irinotecan and cetuximab with or without vemurafenib in BRAF-mutant metastatic colorectal cancer (SWOG S1406)[J], 2021, 39(4): 285-294.

[92] CORCORAN R B, ATREYA C E, FALCHOOK G S, et al. Combined BRAF and MEK inhibition with dabrafenib and trametinib in BRAF V600-mutant colorectal cancer[J]. J Clin Oncol, 2015, 33(34): 4023-4031.

[93] CORCORAN R B, ANDRÉ T, ATREYA C E, et al. Combined BRAF, EGFR, and MEK inhibition in patients with BRAF (V600E) - mutant colorectal cancer[J]. Cancer Discov, 2018, 8(4): 428-443.

[94] OVERMAN M J, LONARDI S, WONG K Y M, et al. Durable clinical benefit with nivolumab plus ipilimumab in DNA mismatch repair-deficient / microsatellite instability-high metastatic colorectal cancer[J]. J Clin Oncol, 2018, 36(8): 773-779.

[95] LE D T, KIM T W, VAN CUTSEM E, et al. Phase II open-label study of pembrolizumab in treatment-refractory, microsatellite instability-high/mismatch repair-deficient metastatic colorectal cancer: KEYNOTE-164[J]. J Clin Oncol, 2020, 38(1): 11-19.

[96] WANG F, ZHAO Q, WANG Y N, et al. Evaluation of POLE and POLD1 mutations as biomarkers for immunotherapy outcomes across multiple cancer types[J]. JAMA Oncol, 2019, 5(10):

1504-1506.

[97] LI J, QIN S, XU R, YAU T C, et al. Regorafenib plus best supportive care versus placebo plus best supportive care in Asian patients with previously treated metastatic colorectal cancer (CONCUR): a randomised, double-blind, placebo-controlled, phase 3 trial [J]. Lancet Oncol, 2015, 16(6): 619-629.

[98] LI J, QIN S, XU R H, et al. Effect of fruquintinib vs placebo on overall survival in patients with previously treated metastatic colorectal cancer: the FRESCO randomized clinical trial[J]. JAMA, 2018, 319(24): 2486-2496.

[99] XU J, KIM T W, SHEN L, et al. Results of a randomized, double-blind, placebo-controlled, phase III trial of trifluridine/tipiracil (TAS-102) monotherapy in asian patients with previously treated metastatic colorectal cancer: the TERRA study[J]. J Clin Oncol, 2018, 36(4): 350-358.

[100] SARTORE-BIANCHI A, TRUSOLINO L, MARTINO C, et al. Dual-targeted therapy with trastuzumab and lapatinib in treatment-refractory, KRAS codon 12/13 wild-type, HER2-positive metastatic colorectal cancer (HERACLES): a proof-of-concept, multicentre, open-label, phase 2 trial[J]. Lancet Oncol, 2016, 17(6): 738-746.

[101] MERIC-BERNSTAM F, HURWITZ H, RAGHAV K P S, et al. Pertuzumab plus trastuzumab for HER2-amplified metastatic colorectal cancer (MyPathway): an updated report from a multicentre, open-label, phase 2a, multiple basket study[J]. Lancet Oncol, 2019, 20(4): 518-530.

[102] CREMOLINI C, ROSSINI D, DELL'AQUILA E, et al. Rechallenge for patients with RAS andBRAF wild-type metastatic colorectal cancer with acquired resistance to first-line cetuximab and irinotecan: a phase 2 single-arm clinical trial[J]. JAMA Oncol, 2019, 5(3): 343-350.

[103] COCCO E, SCALTRITI M, DRILON A. NTRK fusion-positive cancers and TRK inhibitor therapy[J]. Nat Rev Clin Oncol, 2018, 15(12): 731-747.

[104] 中国医师协会外科医师分会多学科综合治疗专业委员会, 中国抗癌协会大肠癌专业委员会. 结直肠癌肺转移多学科综合治疗专家共识(2018版)[J]. 中国实用外科杂志, 2018, 38(12): 1325-1338.

[105] CEELEN W P, FLESSNER M F. Intraperitoneal therapy for peritoneal tumors: biophysics and clinical evidence[J]. Nat Rev Clin Oncol, 2010, 7(2): 108-115.

[106] KOPPE M J, BOERMAN O C, OYEN W J, et al. Peritoneal carcinomatosis of colorectal origin: incidence and current treatment strategies[J]. Ann Surg, 2006, 243(2): 212-222.

[107] JAYNE D G, FOOK S, LOI C, et al. Peritoneal carcinomatosis from colorectal cancer[J]. Br J Surg, 2002, 89(12): 1545-1550.

[108] PASSOT G, DUMONT F, GOÉRÉ D, et al. Multicentre study of laparoscopic or open assessment of the peritoneal cancer index (BIG-RENAPE)[J]. Br J Surg, 2018, 105(6): 663-667.

[109] ELIAS D, MARIANI A, CLOUTIER A S, et al. Modified selection criteria for complete cytoreductive surgery plus HIPEC based on peritoneal cancer index and small bowel involvement for peritoneal carcinomatosis of colorectal origin[J]. Eur J Surg Oncol, 2014, 40(11): 1467-1473.

[110] CEELEN W P, PÅHLMAN L, MAHTEME H. Pharmacodynamic aspects of intraperitoneal cytotoxic therapy[J]. Cancer Treat Res, 2007, 134: 195-214.

[111] SUGARBAKER P H. Surgical treatment of peritoneal carcinomatosis: 1988 Du Pont lecture[J]. Can J Surg, 1989, 32(3): 164-170.

[112] 周黄燕, 袁敏, 闵卫平, 等. 结直肠癌术中植入5-氟尿嘧啶缓释剂的Meta分析[J]. 中国药房, 2017, 28(3): 355-359.

[113] 陈佳楠, 王征, 张阿龙, 等. 雷替曲塞用于结直肠癌术中腹腔灌注化疗的近期安全性评估[J/CD]. 中华结直肠疾病电子杂志, 2019, 8(3): 241-245.

[114] 中国医师协会结直肠肿瘤专业委员会腹膜肿瘤专业委员会. 结直肠癌腹膜转移预防和治疗腹腔用药中国专家共识(V 2019)[J/CD]. 中华结直肠疾病电子杂志, 2019, 8(4): 329-335.

[115] 苏昊, 包满都拉, 张育荣, 等. 洛铂用于结直肠癌术中腹腔灌洗化疗的近期疗效分析[J/CD]. 中华结直肠疾病电子杂志, 2018, 7(2): 125-129.

[116] 王锡山, 孙力, 崔书中, 等. 中国结直肠癌卵巢转移诊疗专家共识(2020版)[J/OL]. 中华结直肠疾病电子杂志, 2020, 9(2): 13-19.

[117] 刘正, 许宋锋, 刘恩瑞, 等. 中国结直肠癌骨转移多学科综合治疗专家共识(2020版)[J/OL]. 中华结直肠疾病电子杂志, 2020, 9(3): 217-221.

[118] 中国医师协会结直肠肿瘤专业委员会. 中国结直肠癌脑转移多学科综合治疗专家共识(2020版)[J]. 中华结直肠疾病电子杂志, 2020, 9(2): 109-114.

[119] 中华人民共和国国家卫生健康委员会. 中国结直肠癌诊疗规范(2020年版)[J]. 中华外科杂志, 2020(8): 561-585.

[120] 郭勇. 中医肿瘤的"四阶段"概念探讨[J]. 中华中医药学刊, 2009, 27(02): 247-248.

[121] 黄立中. 中西医结合肿瘤病学[M]. 北京: 中国中医药出版社, 2020.

[122] 王笑民. 实用中西医结合肿瘤内科学[M]. 北京: 中国中医药出版社, 2014.

[123] 周岱翰. 中医肿瘤学[M]. 北京: 中国中医药出版社, 2011.

[124] 中华医学会外科学分会结直肠外科学组, 中华医学会外科学分会营养支持学组, 中国医师协会外科医师分会结直肠外科医师委员会. 结直肠癌围手术期营养治疗中国专家共识(2019版)[J]. 中国实用外科杂志, 2019, 39(6): 533-537.

[125] 樊代明. 整合肿瘤学·临床卷[M]. 北京: 科学出版社, 2021.

[126] 樊代明. 整合肿瘤学·基础卷[M]. 西安: 世界图书出版西安有限公司, 2021.

中国肿瘤整合诊治指南

CACA Guidelines for Holistic Integrative
Management of Cancer

直肠癌分册

王锡山/主编

直肠癌分册编委会

直肠癌目录

071

第一章

流行病学

结直肠癌（Colorectal cancer，CRC）是常见恶性肿瘤，发病率和死亡率均呈上升趋势，据2020年全球癌症统计数据，我国CRC新发病例为55.5万，居恶性肿瘤第三位。发病率为23.9/10万，男性和女性发病人数分别为31.9万和23.6万，男性高于女性。死亡率为12.0/10万，居第五位。CRC死亡病例中男性和女性分别为16.5万和12.1万，死亡率分别为14.8/10万和9.4/10万。国家癌症中心最新统计数据显示，我国CRC新发人数占所有新发恶性肿瘤的9.9%。在不同地域发病率不同，城市发病率为33.5/10万，农村21.4/10万，城市远高于农村。另外，在东、中、西三大地区，发病率有明显差异，东部24.8/10万明显高于中部19.1/10万和西部地区19.8/10万。CRC死亡人数在不同地域也不尽相同，城市死亡率为16.1/10万，明显高于农村的10.5/10万。另外，在东部地区死亡率（15.7/10万）明显高于中部（12.5/10万）和西部地区（12.2/10万）。

我国直肠癌（Rectal cancer，RC）发生率与结肠癌发生率接近1:1；低位RC所占比例高，占RC总发生率的60%~75%；近年来，RC比例有下降趋势；青年人RC比例较高，占10%~15%。

第二章

预防与筛查

第一节　预防措施

RC的确切病因不清，可能与饮食、环境、遗传、精神等因素相关。研究表明：保持健康生活方式，针对不同性别、年龄和不同遗传因素的人群进行健康体检、肿瘤筛查、处理癌前病变可有效降低RC的发病率和死亡率。

1　推荐的一级预防措施

（1）保持健康饮食习惯，合理和平衡膳食，减少红肉类及腌制品摄入，注重植物性饮食，增加粗粮蔬菜水果摄入，据排便状况来调整饮食，限制酒精饮料。

（2）保持健康的生活方式，积极锻炼，保持健康体重；养成良好作息时间；戒烟。

（3）减少环境致癌因素接触，如化学、物理、生物等致癌因素。

（4）注重自体健康管理，了解遗传、免疫、内分泌等因素的促瘤作用。

（5）保持健康乐观阳光的心态与良好的社会精神状态。

2 推荐的二级预防措施

早期发现 RC 的癌前病变、早期诊断、早期治疗，减少 RC 发病率、提升治愈率。

2.1 癌前病变

癌前病变包括传统的腺瘤（管状腺瘤、绒毛状腺瘤、管状绒毛状腺瘤）、锯齿状腺瘤（传统锯齿状腺瘤、无蒂锯齿状病变、无蒂锯齿状病变伴异型增生等）、遗传性综合征（息肉病以及非息肉病）、炎性肠病相关的异型增生（上皮内瘤变）、畸变隐窝灶，尤其伴异型增生者，皆视为癌前病变。

治疗原则：切除腺瘤并随访可明显降低 RC 的发生。对直径≤5mm 病灶的癌变率及预后无明确证据。对≤5mm 的隆起型和表浅隆起型腺瘤可能不需积极治疗。而浅表凹陷型病变≤5mm 时仍有一定癌变率和一定的黏膜下浸润率，应予切除。大多数直肠良性肿瘤是腺瘤，可通过内镜下切除治愈。

2.2 癌前病变的内镜分型（发育形态分型）

（1）隆起型：病变明显隆起于肠腔，基底部直径明显小于病变的最大直径（有蒂或亚蒂）；或病变呈半球形，基底部直径明显大于病变头部。分 3 个亚型：

①Ｉp型，即有蒂型，病变基底部有明显的蒂与肠壁相连；

②Ｉsp型，即亚蒂型，病变基底部有亚蒂与肠壁相连；

③Ｉs型，病变明显隆起于黏膜面，但基底无明显蒂结构，基底部直径明显小于或大于病变头端最大径。

（2）平坦型：病变高度低平或平坦隆起型统称平坦型，可分5个亚型：

①Ⅱa型，病变直径<10mm，平坦型病变或与周围黏膜相比略高；

②Ⅱb型，病变与周围黏膜几乎无高低差者；

③Ⅱa+dep型，在Ⅱa型病变上有浅凹陷者；

④LST-NG，非颗粒型侧向发育型腺瘤，可分为平坦型（Ⅱa型）及假凹陷型（Ⅱa+Ⅱc型，Ⅱc+Ⅱa型）；

⑤LST-G，颗粒型侧向发育型腺瘤，可分为颗粒均一型（Ⅱa型）及结节混合型（Ⅱa型，Ⅰs+Ⅱa型，Ⅱa+Ⅰs型）。

（3）浅表凹陷型：病变与周围黏膜相比明显凹陷，可分如下4型：

①Ⅱc型，病变略凹陷于周围正常黏膜；

②Ⅱc+Ⅱa型，凹陷病变中有隆起区域；

③Ⅱa+Ⅱc型，隆起型病变中有凹陷区域，但隆起相对平坦；

④Ⅰs+Ⅱc型，隆起型病变中有凹陷区域，但隆起相对较高，该型病变都是黏膜下层高度浸润者，目前不属内镜下治疗的适应证。

2.3 治疗方法

（1）5mm以下直肠病变可用热活检钳咬除术。

（2）隆起型病变Ⅰp型、Ⅰsp型以及Ⅰs型病变使用圈套器息肉电切切除。

（3）可一次性完全切除Ⅱa型、Ⅱc型及部分Ⅰs型病变，用内镜粘膜切除术（EMR）治疗。

（4）最大径超20mm且须在内镜下一次性切除的病变、抬举征假阴性的腺瘤、10mm以上的EMR残留或复发再次行EMR治疗困难，反复活检不能证实为癌的低位直肠病变，推荐内镜黏膜下剥离术（ESD）治疗。

（5）侧向发育型肿瘤应以亚型为基础选择内镜治疗：假凹陷型LST-NG及结节混合型LST-G容易出现黏膜下浸润，应行ESD整块切除；平坦型LST-NG及颗粒均一型LST-G可据病变大小选择分片EMR或ESD切除。

第二节　筛查

1　自然人群的 RC 筛查

1.1　一般人群

建议 50~74 岁人群接受 RC 的筛查。推荐每 5~10 年进行 1 次结肠镜检，如筛查对象拒绝结肠镜检，推荐行高危因素问卷调查和免疫法粪便隐血试验（FIT）检测，任一项阳性者需进一步行结肠镜检。如无法行结肠镜检，可考虑多靶点粪便 FIT-DNA 检测。直肠指检亦可作为 RC 筛查的手段之一。对 74 岁以上人群是否继续筛查尚存争议。

1.2　高危人群

高危人群指有结直肠腺瘤病史、CRC 家族史和炎性肠病等人群。对高危人群，如有 2 个以上亲属确诊 CRC 或进展期腺瘤（直径≥1cm，或伴绒毛状结构，或伴高级别上皮内瘤变），建议从 40 岁开始或比家族中最早确诊 CRC 的年龄提前 10 年开始，每 5 年 1 次结肠镜检。对腺瘤性息肉综合征或致病突变基因携带者，每年行结肠镜检。对 Lynch 综合征家系中携带致病突变者，建议 20~25 岁开始结肠镜检，每 2 年 1 次，直到 40 岁，然后每年 1 次结肠镜检。

1.3　筛查方法

①问卷法；②FIT；③多靶点粪便 FIT-DNA 检测；④直肠指检；⑤直肠镜、全结肠镜。

2　遗传性 CRC 筛查

约有 1/3 的 CRC 患者具有一定遗传背景，其中 5%~6% 由明确可遗传胚系基因突变导致的遗传性 CRC。遗传性 CRC 根据有无息肉，大致为以下两类：非息肉病性 CRC，包括林奇（Lynch）综合征、家族性 CRC X 型；以息肉病为主要特征，包括家族性腺瘤性息肉病、MUTYH 相关性息肉病、黑斑息肉综合征和幼年性息肉综合征等。

2.1　Lynch 综合征的临床筛查和基因诊断

Lynch 综合征占所有 CRC 患者的 2%~4%，是最常见的遗传性 CRC 综合征，常染色体显性遗传，可引起结直肠及其他部位（如子宫内膜、卵巢、胃等）肿瘤。目前已明确 Lynch 综合征相关致病基因包括错配修复基因家族中的 MLH1、MSH2、MSH6、PMS2 基因以及 EPCAM 基因。

（1）临床筛查：常用筛查标准包括阿姆斯特丹（Amsterdam）诊断标准Ⅰ、Ⅱ等。对中国家庭规模小型化现状，全国遗传性大肠癌协作组于 2003 年提出中国人 Lynch 综合征家系标准，家系中至少有 2 例组织病理学确诊的CRC患者，其中至少2例为一级亲属关系，并符合以下任一条件：

①家系中至少1例为多发性CRC患者（包括腺瘤）；

②家系中至少1例CRC初诊年龄＜50岁；

③家系中至少一人患Lynch综合征相关肠外恶性肿瘤（包括胃癌、子宫内膜癌、小肠癌、输尿管癌、肾盂癌、卵巢癌和肝胆系统癌）。

（2）分子筛查：通过对Lynch综合征肿瘤组织某些特殊的分子病理特征进行错配修复基因突变的分子筛查，免疫组化检测错配修复（Mismatch repair，MMR）蛋白是否缺失和聚合酶链反应检测微卫星不稳定（Microsatellite instability，MSI）。推荐临床筛查与分子筛查，免疫组化提示错配修复缺陷（Deficiency mismatch repair，dMMR）或微卫星高度不稳定（Microsatellite instability-high，MSI-H）高度怀疑Lynch综合征，进行胚系基因突变的检测。如检测到MLH1、MSH2、MSH6、PMS2或EPCAM中任一基因的胚系致病突变，可确诊为Lynch综合征。

2.2　家族性腺瘤性息肉病

家族性腺瘤性息肉病（FAP）是一种以结直肠多发息肉为主要临床表现的常染色体显性遗传性肿瘤综合征。FAP最主要的致病基因是APC基因，经典型

FAP患者（息肉数超过100枚），还可能同时发生胃息肉、十二指肠息肉及先天性视网膜色素上皮细胞肥大、硬性纤维瘤、骨瘤等消化道外症状。衰减型FAP临床表型较轻（息肉数10~99枚）。基因检测可明确致病基因和突变位点。若未发现APC基因胚系致病突变，应进一步做MUTYH基因胚系突变检测。对经典型FAP，经常规基因检测仍未发现APC或MUTYH胚系致病突变，则行高通量多基因或全外显子测序以明确致病基因。

第三章

诊断

第一节　临床表现

早期RC可无明显症状，病情发展到一定程度可出现下列症状：①排便习惯和性状改变；②大便逐渐变细；③直肠刺激症状；④肿瘤侵犯膀胱、尿道、阴道等周围脏器时可出现相应症状。

第二节　疾病史和家族史

RC发病可能与直肠息肉、直肠腺瘤、克罗恩病、溃疡性结肠炎、血吸虫病等疾病相关，应详细询问相关疾病史及家族史。

第三节　体格检查

一般状况评价、全身浅表淋巴结特别是腹股沟及锁骨上淋巴结情况。腹部视诊和触诊，检查有无肠型、肠蠕动波；腹部叩诊及听诊检查有无移动性浊音及肠鸣音异常。

直肠指检：了解直肠肿瘤大小、形状、质地、占肠壁周径的范围、基底部活动度、肿瘤下缘距肛缘距离、肿瘤向肠外浸润状况、与周围脏器的关系、有无盆底种植等，同时观察有无指套血染。直肠指检对了解患者肛门括约肌功能也有一定帮助。

三合诊：对女性 RC 患者，推荐三合诊，了解肿块与阴道后壁关系。

第四节　实验室检查

①血常规；②尿常规；③粪便常规；④粪便隐血试验；⑤生化系列；⑥肿瘤标志物：RC 患者在诊断时、治疗前、评价疗效时、随访时可检测外周血 CEA、CA19-9；疑有肝转移建议检测 AFP；疑有腹膜、卵巢转移建议检测 CA125。

第五节　全结肠镜检查

直肠镜适用于病变位置较低的直肠病变。疑似 RC 患者均推荐全结肠镜检查。包括：进镜深度、肿物大小、距肛缘位置、形态、局部浸润范围，对可疑病变必须行病理活检。肠管在检查时可能出现皱缩，内镜所见肿物远侧与肛缘距离可能存在误差，建议结合 CT 或 MRI 明确病灶部位。对病灶较小、术中可能定位困难者，术前可经内镜下注射纳米碳、亚甲蓝等染色剂进行病灶定位。有条件的，可行术中肠镜协助定位。

第六节　影像学检查

1　CT

推荐胸部/腹部/盆腔增强CT检查除外远处转移，进行肿瘤初诊分期、随访、治疗的疗效评价。内容包括：①原发肿瘤的位置、侵犯范围及浸润深度；②是否伴区域或远处淋巴结转移；③是否伴远处器官转移；④随访中筛查吻合口复发灶及远处转移灶；⑤判断疗效；⑥是否有肠梗阻、肠套叠、肠穿孔等并发症或其他可能影响治疗决策的伴随疾病。

2　MRI

推荐MRI检查作为RC的常规检查项目。对局部进展期RC患者，需在新辅助治疗前、后分别行基线及术前MRI检查，以评价新辅助治疗的效果。推荐使用MRI结构式报告。对有MRI禁忌证的患者，可行盆腔增强CT检查。具体评价内容包括：①肿瘤大小、位置；②下缘距肛缘（或齿状线）的距离；③肿瘤侵犯肠管周径；④肿瘤侵犯肠壁深度；⑤有无肌壁外静脉侵犯；⑥直肠系膜筋膜的状态；⑦区域及远处淋巴结的情况。

对临床、超声或 CT 不能确诊的肝转移瘤，或肝转移瘤数目影响到治疗决策时，推荐行 MRI 增强检查以进一步明确，有条件医院可行肝脏特异性对比剂增强扫描。

3 超声检查

RC 患者可行经直肠腔内超声检查，明确早期 RCT 分期，对淋巴结转移也有一定诊断价值。对影像学检查不能确诊的肝脏可疑病灶可行超声引导下穿刺，获取病理。术中超声用于肝转移灶评估和为射频消融做准备。

4 尿路排泄造影检查

不推荐作为常规检查，仅适于肿瘤较大可能侵及泌尿系统患者。

5 PET-CT

不推荐作为常规检查，对常规影像学无法明确诊者可使用；对病情复杂、常规检查不能确诊、分期或可疑复发时作为辅助检查手段。对Ⅳ期患者，治疗目标为无疾病状态（No evidence of disease，NED）时，均需 PET-CT 评估。

第七节　开腹或腹腔镜探查术

以下情况，建议行开腹或腹腔镜探查术明确诊断以及治疗：①经过各种诊断手段不能确诊且高度怀疑RC；②出现肠梗阻，进行保守治疗无效；③可疑出现肠穿孔；④保守治疗无效的下消化道大出血。

第八节　病理学诊断

病理检查是诊断RC的金标准，是RC治疗依据。力争在治疗前获得病理诊断。指诊可及的肿瘤，如多次活检未能明确病理性质，可经肛手术获取标本明确病理诊断。活检诊断为浸润性癌的病例进行规范性RC治疗；活检诊断为高级别上皮内瘤变或黏膜内癌的病例，临床医师应当了解，受活检取材深度限制，活检病理可能不能明确有无黏膜下层或更深层的浸润。建议病理标本完善MMR蛋白表达或MSI检测以明确微卫星状态，转移性RC的病检需明确RAS、BRAF基因状态。术前行新辅助治疗的根治术标本需做肿瘤退缩分级（TRG）描述。

RC总体诊断流程：见图2-3-1。

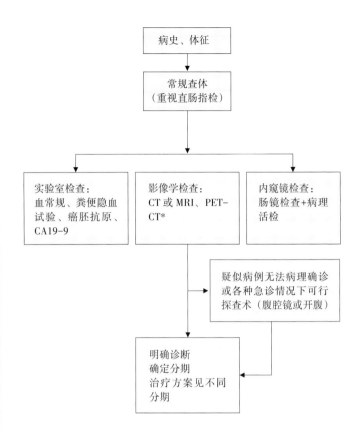

*PET-CT 不常规推荐

图 2-3-1 RC 的诊断流程

第四章

治疗

第一节　MDT to HIM 原则

　　RC 的治疗模式是以手术为主的整合治疗。多学科整合诊疗（MDT to HIM）模式可有效提升 RC 诊疗水平，有条件单位，建议 RC 患者纳入 MDT to HIM 诊疗模式。即以患者为中心，由结直肠外科/胃肠外科、肝脏外科、肿瘤内科、放疗科、放射科和超声影像科及其他相关专业有一定资质的医生组成整合诊治团队，定时、定点对患者一般状况、疾病诊断、分期、发展及预后做出全面评估，并根据当前国内外治疗规范和指南，制订并实施最适合、最优化的个体整合诊治方案。

第二节　非转移性 RC 的治疗

1　内镜治疗

　　（1）治疗原则：内镜治疗应整块切除早期 RC 病变。内镜治疗前应用超声内镜、CT 及 MRI 等进行临床分期，排除浸润达到/超过肌层、区域淋巴结转移或远处转移的患者。应用 pit pattern 分型、Sano 分型和 NICE 分型、黏膜下注射是否有抬举征及超声内镜检查来综合确定直肠病变浸润深度以指导治疗方案选择。

（2）适应证：Tis 以及 T1（黏膜下浸润深度＜1000μm）的早期 RC。

（3）方法：ESD 是最适合整块切除的方法，特别是对较大病变。分片 EMR 可使浸润深度的病理诊断和切除边界的确定变得困难。尽量减少切除肿瘤碎块的数目，且疑癌区域（可在治疗前通过放大内镜观察）不应被分片切除。

（4）对内镜下切除标本，要行规范化病理分析。有以下情况需要追加外科手术：①基底切缘阳性；②组织学分化差的癌（低分化腺癌、未分化癌、印戒细胞癌、黏液腺癌等）；③黏膜下浸润深度≥1000μm；④血管，淋巴管侵犯阳性；⑤肿瘤出芽 G2/G3。

2 外科治疗

2.1 手术治疗原则

遵循肿瘤功能外科、损伤效益比及无菌无瘤原则。根治手术推荐遵循全直肠系膜切除（Total meso-rectal excision，TME）原则，切除病灶部位及所属区域淋巴结，达到根治和器官功能保护兼顾。手术团队应有丰富的盆腔外科经验或在直肠专科医生指导下实施手术。如需扩大手术范围，应有泌尿外科、妇科和骨科等手术团队配合。

2.2 手术技术平台的选择

应基于实施手术医疗单位的实际情况选择手术技术平台。开腹手术是基本选择，也是RC外科治疗的基石。腹腔镜手术对大部分患者是一种安全且微创的选择，开展单位应具备2D高清或3D腹腔镜等设备。"机器人"手术是腹腔镜手术的进阶选择，目前局限于有"机器人"手术平台的区域医疗中心。经肛腔镜手术平台包括传统的TEM及基于单孔腹腔镜手术平台的TAMIS，这些平台用于直肠早期肿瘤的局部切除或困难RC的根治手术，对手术团队的技术和硬件要求高。

2.3 术式选择

（1）局部切除术，包括直视下经肛门RC切除和使用TAMIS平台和TEM设备的经肛腔镜手术。适应证同时满足以下条件：肿瘤最大径<3cm；肿瘤侵犯肠周<30%；肿瘤活动，不固定；影像评估临床T1期，无区域淋巴结转移征象；高、中分化。局部切除术后病检具有以下情况之一时，需要补充RC根治术：肿瘤组织学分化差、脉管浸润、切缘阳性、黏膜下浸润深度≥1000μm或T2期肿瘤。

（2）直肠前切除术（Dixon术），是目前应用最多的RC根治术，用于临床T2期以上和/或淋巴结阳性的进展期RC，且预计直肠远切缘1~2cm或术中冰冻阴性，保留肛门。手术应遵循TME原则完整切除全直肠系膜，保留盆腔自主神经。如术中发现肿瘤超越TME平面，需考虑联合脏器切除以达到阴性切缘。直肠低位前切除术后不建议常规行回肠保护性造口，如术前存在梗阻，近端肠管水肿，术前放疗或极低位吻合等，存在吻合口漏高危因素时，根据患者情况整合判断，慎重行回肠保护性造口。

（3）腹会阴联合切除术（Miles术），用于低位且无法保留正常肛门功能的RC，切除肛门，近端结肠永久造口。手术遵循TME原则，同时为保证直肠下段阴性环周切缘，需根据肿瘤位置适当扩大切除范围。如会阴组织缺损大，可修复重建盆底。

（4）Hartmann术，即经腹切除直肠肿瘤，远端直肠闭合，近端结肠造口，用于RC梗阻、穿孔等近端结肠显著水肿无法安全吻合不宜行Dixon手术的患者，或者一般状态很差，高龄体弱不能耐受Miles手术患者。

（5）改良Bacon术，用于无法安全行直肠肛管吻合且不愿行近端肠造口的患者，保留肛管和肛门括约肌。需二次手术切除经肛门脱出的结肠。

（6）括约肌间切除术（Intersphincteric resection, ISR），用于超低位RC，且肿瘤浸润深度不超过内括约肌。根据内括约肌的切除范围可分部分切除、次全切除和完全切除。完全性内括约肌切除后患者控便功能可能不佳，不推荐高龄、体弱、术前肛门功能不良患者接受该类手术。

（7）经自然腔道取标本手术（Natural orifice specimen extraction surgery，NOSES），使用腹腔镜、"机器人"、肛门内镜或软质内镜等设备平台完成腹盆腔内各种常规手术操作（切除与重建），经人体自然腔道（直肠、阴道或口腔）取标本的腹壁无辅助切口手术。术后腹壁无取标本切口，仅存留几处微小戳卡疤痕，表现出极佳的微创效果。RC NOSES手术取标本通道只适合直肠或阴道。手术团队要具备丰富的腹腔镜手术经验，并能熟练完成全腔镜下消化道重建。NOSES是一种高选择性手术，适应证要求严格，仅限于T2、T3期，病灶小，有希望经自然腔道取标本患者。不推荐用于局部晚期肿瘤；不适合肿瘤引起的急性肠梗阻和肠穿孔。

（8）经肛全直肠系膜切除术（Transanal total mesorectal excision，taTME），是利用TAMIS手术平台经肛切断肿瘤远端直肠，进行自下向上逆向TME解剖，适用于中低位RC。该手术技术难度大，远期随访数据尚不充分，需严格掌握适应证，推荐在区域医疗中心由经过充分培训的专科医生慎重实施。

（9）RC扩大根治术

①侧方淋巴结清扫（Lateral lymph node dissection，LLND），用于低位RC，合并或高度怀疑存在髂内外血管引流区域淋巴结转移患者，联合RC切除达到根治目标。该手术技术难度大，发生血管损伤和神经损伤的风险大，多数患者需接受术前放化疗，推荐在区域医疗中心由经过充分培训的专科医生实施。

②联合脏器和多脏器切除，联合脏器切除指因肿瘤侵犯（炎性或癌性）周围脏器，完整切除两个以上相邻脏器的切除术。适用于RC侵犯临近脏器（如膀胱、输尿管、子宫或附件等），且无远处转移患者。根据肿瘤累及范围，通过切除临近脏器实现阴性切缘。多脏器切除指因肿瘤转移至远隔脏器，因根治需求，行两个以上脏器的切除术（如RC同时出现卵巢、肝转移等），通过多器官同期手术实现R0切除，手术难度大，需相应专科手术团队配合，推荐在区域医疗中心实施。

（10）RC急诊手术

主要适于RC合并梗阻、大出血或穿孔病例。对肠梗阻应行胃肠减压、纠正水和电解质紊乱及酸碱失衡等适当准备，有可能治愈RC性梗阻患者，建议外科手术治疗作为首选方法，根据术中情况决定术式，包括Dixon一期吻合、Dixon+回肠保护性造口、Hartmann术、Miles术等，如肿物不能切除，可在梗阻部位近侧造口，术后行辅助治疗，再评估二期行根治性手术的可能性。有条件的医院根据患者具体情况，可考虑结肠自膨式金属支架（SEMS）置入术或经肛肠梗阻导管减压，从而避免危重患者的急诊手术。对出血病例，应根据出血量和对血压等生命指征的影响而采取急诊手术或介入治疗。对穿孔病例应行急诊手术。

（11）遗传性RC

①家族性腺瘤性息肉病如已发生癌变，根据癌变部位，行全结直肠切除加回肠储袋肛管吻合术、保留直肠壶腹部的全结肠及部分直肠切除+回肠直肠吻合术、全结直肠切除加回肠-直肠端端吻合术或全结直肠切除加回肠造口术。未发生癌变者可根据病情选择全结直肠切除或肠段切除。

②Lynch综合征应在与患者充分沟通基础上，选择全结直肠切除或肠段切除结合肠镜随访。

2.4 术中用药

术中根据无菌、无瘤原则合理使用抗菌药物及抗瘤药物。根据中国《抗菌药物临床应用指导原则

（2015年版）》，如手术超过3小时，或失血超过1500毫升，手术中可给予第二剂抗菌药物。对有高危复发风险的RC，特别是肿瘤侵及浆膜、有淋巴结转移、腹腔冲洗液细胞学检查游离癌细胞阳性或可疑阳性者、术中瘤体被过度挤压或瘤体破裂者可考虑腹腔化疗。术中将化疗药物注入腹腔直接作用于腹腔内种植和脱落的癌细胞，维持腹腔内较高的有效药物浓度，是治疗和预防腹腔种植转移的手段之一。

2.5 标本质量控制与病理分期

手术切除标本及其质量及病理分期对指导术后治疗及预后评估至关重要，应由手术医生配合病理医生确保病理评估报告内容的准确性、标本固定及保存、取材范围、诊断规范等，推荐采用AJCC TNM分期（第八版）。

原发肿瘤（T）

Tx：原发肿瘤无法评估

T0：无原发肿瘤证据

Tis：原位癌，黏膜内癌（累及固有层或黏膜肌层）

T1：肿瘤浸润黏膜下层

T2：肿瘤浸润固有肌层

T3：肿瘤浸透固有肌层至肠周组织

T4a：肿瘤侵透脏层腹膜（包括肿瘤导致的肠穿孔，肿瘤炎症区域侵及浆膜）

T4b：肿瘤直接侵犯或粘连其他器官或结构

注：T4包括肿瘤穿透浆膜并侵犯另段肠管，或无浆膜覆盖处直接侵犯邻近器官或结构（如直肠下段侵犯前列腺等）；肉眼与其他组织结构粘连者T分期以镜下浸润最深处为准。

区域淋巴结（N）

Nx：淋巴结转移无法评估

N0：无区域淋巴结转移

N1a：1个区域淋巴结转移

N1b：2~3个区域淋巴结转移

N1c：肿瘤沉积于浆膜下、肠系膜或非腹膜被覆的结肠周或直肠周组织，不伴区域淋巴结转移

pN2a：4~6个区域淋巴结转移

pN2b：7个或以上区域淋巴结转移

远处转移（M）

Mx：远处转移无法评估

M1：有远处转移

M1a：一个器官或部位转移，无腹膜转移

M1b：两个或以上器官或部位的转移，无腹膜转移

M1c：腹膜表面转移，伴或不伴其他器官部位转移

表2-4-1 AJCC 第八版结直肠癌分期系统对应表

T	N	M	分期
Tis	N0	M0	0
T1	N0	M0	I
T2	N0	M0	I
T3	N0	M0	II A
T4a	N0	M0	II B
T4b	N0	M0	II C
T1-2	N1/N1c	M0	III A
T1	N2a	M0	III A
T3-4a	N1/N1c	M0	III B
T2-3	N2a	M0	III B
T1-2	N2b	M0	III B
T4a	N2a	M0	III C
T3-4a	N2b	M0	III C
T4b	N1-2	M0	III C
任何T	任何N	M1a	IV A
任何T	任何N	M1b	IV B
任何T	任何N	M1c	IV C

注：cTNM是临床分期，pTNM是病理分期；前缀y用于接受新辅助治疗后的肿瘤分期（如 ypTNM），病理学完全缓解的患者分期为 $ypT_0N_0cM_0$，可能类似于0期或1期。前缀r用于经治疗获得一段无瘤间期后复发的患者（rTNM）。

3 内科治疗

3.1 RC 的术前治疗

本节内容适于经MRI评估肿瘤下极距肛缘10cm以下的中低位RC。10cm以上的高位RC，治疗原则参见结肠癌。在对危险度分层MRI有很好质控的情况下（具有成熟MDT to HIM综合治疗的中心；有高质量MRI影像及放射诊断医师进行分期），可考虑分层治疗，参考2017年ESMO/2020年ASTRO危险度分层：

极低度风险：cT1，SM1，cN0。

低度风险：cT1~T2，中/高位T3a/b，cN0（或高位cN1）；MRF-；EMVI-。

中度风险：极低位/中/高位cT3a/b，未累及肛提肌；cN1~N2（无结外种植）；MRF-；EMVI-。

高度风险：cT3c/d或极低位，未累及肛提肌；cN1-N2（结外种植）；MRF-；EMVI+。

极高度风险：cT3并MRF+；cT4b，累及肛提肌；侧方淋巴结+。

（1）RC的新辅助治疗

术前同步放化疗+手术+辅助化疗的治疗策略仍是中低位局部晚期RC的标准治疗策略。术前新辅助同步放化疗，有助于器官保留，可获更高完全缓解率（pCR），并降低局部复发率，但可否降低远处转移甚至长期生存无定论。具体原则如下：

①cT1/2N0M0或有放化疗禁忌的患者推荐直接手术，不推荐新辅助治疗。

②cT3~4和/或N+患者，推荐先行术前新辅助放化疗后再评估。

③术前新辅助放化疗中，化疗方案推荐卡培他滨单药或5-FU持续输注；有条件医院，可在UGT1A1基因分型指导下调整伊立替康剂量的伊立替康联合卡培他滨方案同期化疗。

④对cT3~4和/或N+，但不适合放疗者，推荐在MDT to HIM讨论下决定是否直接根治性手术治疗，或行单纯新辅助化疗后评估手术可能性。

⑤对保肛存在困难，但保肛意愿强烈者，可考虑增加间隔期联合化疗，包括全程新辅助治疗（Total neoadjuvant therapy，TNT）模式。

（2）cT4b期RC的术前治疗

cT4b期RC患者建议在MDT to HIM指导下进行治疗。在长程同步放化疗或短程放疗之后，建议根据肿瘤退缩情况进行全身化疗，再进行手术。全身化疗方案可根据之前化放疗方案及疗效做出判断，建议间隔期化疗时长为2~6个疗程。

3.2　RC辅助治疗

（1）Ⅰ期（T1~2N0M0）RC：不推荐术后辅助化疗，建议观察和随访。

（2）Ⅱ期RC：根据是否有临床高危因素及微卫星状态制定方案。高危因素包括：T4、组织学分化差（3/4级，不包括MSI-H者）、血管淋巴管浸润、神经侵犯、术前肠梗阻或肿瘤部分穿孔、切缘阳性或情况不明、切缘安全距离不足、检出淋巴结不足12枚。

①无高危因素，如微卫星状态是 MSI-H 或 dMMR，不推荐术后辅助化疗；建议观察和随访；如微卫星状态是 MSS 或 pMMR，推荐单药 5-FU/LV 持续静脉输注或口服卡培他滨化疗。

②高危因素，推荐 CapeOx 或 FOLFOX 方案化疗。不耐受双药化疗的 MSS 或 pMMR 患者可行单药 5-FU/LV 持续静脉输注或口服卡培他滨化疗。

（3）Ⅲ期 RC：术后推荐接受含奥沙利铂的双药联合化疗，对不能耐受奥沙利铂的患者，推荐单药 5-FU/LV 持续静脉输注或口服卡培他滨化疗。

不推荐在辅助化疗中使用以下药物：伊立替康、替吉奥、曲氟尿苷替匹嘧啶（TAS-102）、贝伐珠单抗、西妥昔单抗、瑞戈非尼、呋喹替尼和所有免疫检查点抑制剂，临床试验除外。

存在放化疗禁忌或其他原因未行术前放疗或化疗者，术后应再次评估，如可接受化疗和/或放疗，则进行术后辅助治疗，建议在术后 3~4 周，不迟于 8 周进行，术后辅助放疗开始时间可根据患者伤口愈合及肠道功能的恢复等术后情况，进行适当延迟，建议不超过12周。总时长包括化放疗在内不超过6个月。

新辅助放化疗后临床完全缓解（Clinical complete remission，cCR），如建议观察等待，需与患者充分沟通，告知cCR与病理完全缓解（Pathologic clinical complete remission，pCR）之间的判断符合率不高，复发风险高于标准治疗，但复发后挽救成功率较高。出现复发高危时间在2年内，建议2年内每1~2个月随访一次。

4 放射治疗

4.1 放射治疗适应证

（1）Ⅰ期RC放疗：Ⅰ期RC局部切除术后，有高危因素者，推荐行根治性手术；如因各种原因无法进一步行根治性手术，建议辅助放疗。

（2）Ⅱ-Ⅲ期RC新辅助放化疗：推荐根据肿瘤位置并结合MRI提示的复发危险度进行分层治疗。推荐行新辅助放疗或新辅助同步放化疗。

（3）Ⅱ-Ⅲ期RC辅助放化疗：未行新辅助放化疗且术后病理学诊断为Ⅱ-Ⅲ期RC，根据全直肠系膜切除术质量、环周切缘状态、肿瘤距肛缘距离等术后病检结果，依据复发危险度分层，再决定是否行辅助放化疗。

（4）Ⅰ-Ⅲ期RC根治性放疗：因各种原因不能手术的患者，建议行根治性放疗联合同步化疗。主要使用长程同步放化疗；目前不推荐单纯短程放疗用于根治性目的治疗RC。

4.2 放疗剂量及分割模式

（1）新辅助放疗分割模式：

短程放疗模式，推荐原发肿瘤和高危区域给予5Gy×5次放疗。短程放疗分割模式不适于直肠系膜筋膜阳性或T4期RC患者（即初始不能达到R0切除或无法切除的局部晚期RC）。

长程放化疗模式，推荐对原发肿瘤和高危区域照射肿瘤剂量45.0~50.4Gy，每次1.8~2.0Gy，共25~28次。

（2）辅助放疗剂量：对未行新辅助放疗的Ⅱ-Ⅲ期患者，推荐术后对瘤床和高危区域给予肿瘤剂量45.0~50.4Gy，每次1.8~2.0Gy，共25~28次。对术后有肿瘤残留或切缘阳性者，建议行二次手术；如不能行二次手术或患者拒绝二次手术，建议在全盆腔照射后局部缩野追加照射剂量。

（3）根治性放疗：新辅助放化疗后cCR者，如采用观察等待策略，不需要二程放疗推量；新辅助放化疗后未达cCR者，如放弃手术，可根据两疗程放疗之间的间隔时长及正常组织受照射剂量，酌情给予二程放疗适度推量。治疗前明确放弃手术者，推荐常规分割同步放化疗，照射剂量50~54Gy/25~30f。

（4）姑息放疗：由于高龄或系统性疾病不能耐受化疗和手术者，可给予单纯放疗。

4.3 RC放化疗联合的原则

4.3.1 同步化疗的方案

（1）长程放疗期间同步化疗方案推荐氟尿嘧啶类单药。

（2）RC的新辅助同步放化疗中，有条件的医院，可在UGT1A1基因型指导下调整伊立替康剂量的CA-PIRI方案同期化疗。

4.3.2 同步放化疗或短程放疗与手术间隔期加入化疗的模式

局部晚期RC，特别是治疗前评估直肠系膜筋膜阳性或T4b期或侧方淋巴结转移的患者，在长程同步放化疗或短程放疗之后，可根据MDT to HIM讨论意见，根据肿瘤退缩情况进行化疗，以增加肿瘤退缩程度，再进行手术。化疗方案可采用FOLFOX、CapeOx或卡培他滨单药方案，建议间隔期化疗2~6个疗程。

4.3.3 术后辅助放化疗和辅助化疗的顺序

Ⅱ-Ⅲ期RC根治术后，需要追加盆腔放疗者，推荐先行同步放化疗再行辅助化疗，或先行1~2个周期辅助化疗、同步放化疗再行辅助化疗的夹心治疗模式。对切缘阴性的pN2期患者，也可以考虑先行辅助化疗再行同步放化疗模式。

4.4 RC放化疗后的手术时机

短程放疗后1周手术。长程放化疗后等待5~12周的间歇期再行手术治疗，以便患者能从术前放化疗毒性中恢复。非转移性RC总体处理流程：见图2-4-2。

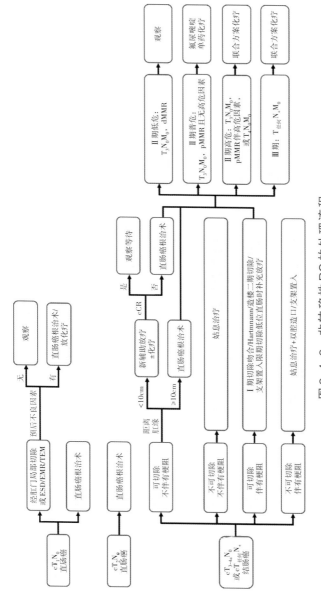

图 2-4-2 非转移性 RC 的处理流程

第三节　RC肝转移的治疗

1　可切除的RC肝转移

1.1　治疗原则

手术完全切除原发灶和肝转移灶，仍是目前治愈RC肝转移的最佳方法。手术适应证：RC原发灶能够或已经根治性切除，肝转移灶可R0切除且保留足够的功能性肝组织，没有不可切除或毁损的肝外转移灶或仅为肺部结节性病灶。手术禁忌证：RC原发灶不能取得根治性切除，出现不能切除的肝外转移，预计术后残余肝脏容积不足，患者全身状况不能耐受手术。除手术切除外，消融、放疗等治疗手段也能彻底毁损肝转移灶。对手术切除难度较大的个别肝转移灶，应积极联合多种手段，使更多患者有机会达到无疾病证据NED状态，提高长期生存率。

1.2　内科治疗

针对可切除的RC肝转移患者，首先进行直肠原发肿瘤局部复发风险的评估，可采用ESMO 2017指南的RC风险度分层：具体可见前述非转移性RC新辅助治疗危险度分层。可切除RC肝转移患者经评估为极低度、低度和中度复发风险，其新辅助治疗和辅助治疗策略如下：

1.2.1 新辅助治疗

目的是为了缩小术前肿瘤体积及减少体内微小转移的发生，也可作为评价化疗方案敏感性的依据，并指导术后化疗方案的选择。推荐对这类患者首先进行复发风险评分（Clinical risk score，CRS）见表2-4-2。

表2-4-2　复发风险评分（CRS）

描述	评分
原发肿瘤淋巴结阳性	1分
同时性转移或异时性转移距离原发灶手术时间<12个月	1分
肝转移肿瘤数目>1个	1分
术前CEA水平>200ng/mL	1分
转移肿瘤最大直径>5cm	1分

注：0~2分为CRS评分低，3~5分为评分高。评分高意味着复发风险高。

具体治疗策略如下：

①RC确诊时合并初始可根治性切除的肝转移：在原发灶无出血、梗阻或穿孔等症状或原发灶症状解除，且CRS评分高的情况下，推荐术前新辅助化疗。

②直肠癌根治术后发生的可根治性切除的肝转移：原发灶切除术后未接受过化疗，或化疗12个月前已完成且CRS评分高，推荐术前新辅助化疗；肝转移发现前12个月内接受过化疗，一般认为新辅助化疗的作用有限，可直接切除肝转移灶，继而术后辅助治疗。

③新辅助化疗疗程一般为2~3个月，化疗方案首选奥沙利铂为基础的方案（FOLFOX/CapeOx），不耐受奥沙利铂患者也可选择伊立替康为基础的方案（FOLFIRI），一般不推荐联合使用靶向药物，术前、术后化疗总时长为6个月。

（2）辅助治疗

无论原发灶有无症状、CRS评分高或低，患者均应在直肠癌切除术和转移灶局部治疗后行术后辅助化疗。肝转移灶清除后达到NED者，推荐根据术前治疗情况及术后病理在MDT to HIM讨论下决定是否行术后辅助化疗。

常用RC术后辅助化疗方案有：氟尿嘧啶单药方案、奥沙利铂为基础的联合化疗方案。如术前已用含伊立替康方案，且有效，术后可继续沿用。

可切除RC肝转移患者经评估为高度及极高度复发风险的，推荐同步放化疗（参照cT3/cT4N+ RC患者治疗方案）+全身化疗+手术，手术可以是直肠原发肿瘤和远处转移瘤的同期或分期切除。或在MDT to HIM指导下，根据患者的具体情况，选择全身化疗±同步放化疗+手术的整合治疗方案。

1.3 局部治疗

1.3.1 手术治疗

可切除的同时性RC肝转移患者的术式：RC原发

灶与肝转移灶一期同步切除和二期分阶段切除。RC根治术后发生肝转移者，如既往直肠原发灶为根治性切除且不伴有原发灶复发，肝转移灶能切除，且肝切除量低于70%，应予手术切除肝转移灶。

肝转移灶手术切除应符合R0原则。切缘至少>1mm，切除术后至少保留3根肝静脉中的1根且残肝容积≥40%（同时性肝切除）或≥30%（异时性肝切除）。如局限于左半或右半肝，病灶较大且无肝硬化者，可行规则的半肝切除。采用术中超声，有助于发现术前影像学检查未能诊断的转移病灶。

预计手术切除后剩余肝脏体积不足30%的肝转移，门静脉选择性栓塞（Portal vein embolization，PVE）或结扎（Portal vein ligation，PVL）可使术后预期剩余肝脏代偿性增大，增加手术切除可能。联合肝脏离断和门静脉结扎的二步肝切除术（ALPPS）可使残留肝脏的体积在短时间内增大，建议严格选择患者，由经验丰富的肝脏外科医师实施手术。

1.3.2 病灶毁损治疗

除手术切除肝转移灶外，射频消融、微波消融、立体定向放疗等也能使病灶彻底毁损，所以对手术切除难度较大的个别肝转移灶，应积极整合此类治疗手段，以使更多患者有机会达到NED，改善长期生存。

射频消融（Radiofrequency ablation，RFA），适合最大直径<3cm和消融边缘>5mm的RC肝转移灶，且一次消融最多5枚。微波消融（MWA），可用于直径>3cm或临近较大血管的RC肝转移灶。立体定向体部放疗（Stereotactic body radiation therapy，SBRT），适用于肝转移数目≤5个、最大转移灶直径<6cm。

2 潜在可切除的RC肝转移

2.1 治疗原则

潜在可切除：原发癌灶或肝转移灶在初始诊断时无法达到根治性切除，经积极治疗，可转化为适宜手术根治性切除的状态。经转化治疗后的肝转移切除患者，5年生存率与初始可切除的患者近似。

由于化疗可能增加肝转移切除术后并发症，转化治疗达到预期目标后尽快实施手术。根治性切除患者，完成围术期总共半年的治疗，以降低复发风险。术后是否继续应用靶向药物，在MDT to HIM指导下决策。

治疗前原发灶如存在梗阻、穿孔或内科无法控制的出血，应优先处理原发灶，再考虑转化治疗。如经过6个月转化治疗后原发灶或肝转移无法达到根治性切除或NED目标时，建议改为低强度药物维持治疗。

2.2 化疗和/或靶向治疗

检测肿瘤组织 KRAS、NRAS、BRAF 基因及微卫星状态，以指导制定转化治疗方案。

2.2.1 化疗方案

FOLFOX、CapeOx 和 FOLFIRI 方案均可提高转化切除率，作为首选推荐，XELIRI 方案由于转化治疗证据相对不足，不作为常规推荐。

FOLFOXIRI 三药较双药可能具有更高的缓解率与转化率，目前被更多推荐用于体力状况与脏器功能良好的患者。

2.2.2 分子靶向药物

RAS/BRAF 野生型：RC 的转化治疗，首选推荐双药联合西妥昔单抗；

RAS 突变型：推荐双药化疗联合贝伐珠单抗。三药联合贝伐珠单抗方案具有更高的缓解率，但需要谨慎选择适用人群与密切监测不良反应。

BRAF V600E 突变患者预后不佳，少量证据表明手术切除肝转移仍可能带来生存获益。FOLFOXIRI 三药联合贝伐珠单抗仍可作为 BRAF 突变患者推荐方案。

2.2.3 免疫检查点抑制剂治疗

由于 MSI-H RC 肝转移发生率低，小样本研究显示手术切除可使患者获益，但尚缺乏免疫检查点抑制剂用于此类患者转化治疗的高级别证据。

2.3 评估

2.3.1 潜在可切除的多学科评估

增强CT用于RC原发灶及远处转移的检查；增强MRI、超声造影用于肝脏病灶数量与部位的评估；三维CT与三维数字成像技术等有助于评估残肝体积。

2.3.2 疗效评估

转化治疗建议6~8周行一次影像学评估。RECIST1.1标准评估转化治疗疗效，TRG分级评估转化治疗后的病理退缩程度。如联合贝伐珠单抗治疗，则最后一次治疗与手术间隔至少6周，术后6~8周再重新开始贝伐珠单抗治疗。

3 不可切除的RC肝转移

3.1 外科治疗

原发灶处理：

（1）RC原发灶无出血、梗阻症状或无穿孔时可以行全身治疗，也可选择先切除原发灶，继而进一步治疗。但对原发灶无出血、梗阻症状或无穿孔但合并有始终无法切除的肝或肺转移是否必须切除原发灶，目前仍有争议。

（2）RC原发灶存在出血、梗阻症状或穿孔时，应先处理原发灶，继而全身化疗。治疗后每6~8周予以评估，决定下一步治疗方案。原发灶处理包括：原发灶切除、短路手术、单纯造口等，可用肠道支架置入处理梗阻、用局部介入栓塞来处理原发灶出血。

3.2 放射治疗

当有明显局部症状（如疼痛、出血、梗阻等）时，可考虑原发灶姑息放疗。

3.3 内科治疗

3.3.1 姑息一线治疗

首选化疗联合靶向治疗，对有望较长时间肿瘤控制（PFS4~6个月）的患者，推荐采用诱导化疗-维持治疗策略。

（1）治疗前推荐常规检测肿瘤组织 KRAS、NRAS、BRAF 基因和微卫星状态。

（2）对适合强烈治疗的患者采取以下方案：

①化疗方案：根据患者年龄、体力状况、器官功能和肿瘤负荷选择双药或三药化疗。FOLFOX、Cape-Ox 及 FOLFIRI 疗效相近，毒性反应存在差异。三药 FOLFOXIRI 的客观有效率、PFS 优于双药化疗，但不良反应尤其骨髓抑制更明显，建议限于 PS 评分 0~1 分、年龄<70 岁、器官功能佳、肿瘤负荷大者。如有严重心脏基础疾病或药物心脏毒性者，考虑雷替曲塞替代氟尿嘧啶类。

②靶向药物：推荐根据基因状态选择最佳靶向治疗。RAS/BRAF 双野生/MSS 型，优先推荐 FOLFOX/FOLFIRI 联合西妥昔单抗；RAS 突变、BRAF 野生/MSS 型或不能耐受三药化疗的 BRAF 突变/MSS，优先推荐 FOLFOX/CapeOx/FOLFIRI 联合贝伐珠单抗；年轻、体力状况好、肿瘤负荷大或生长迅速或 BRAF v600E 突变患者可选择 FOLFOXIRI 联合贝伐珠单抗。

③免疫治疗：MSI-H/dMMR 患者均优先推荐 PD-1 单抗（帕博利珠单抗）。不适合免疫治疗者，可参考姑息一线治疗选择原则。

④维持治疗：适于接受一定时长（通常 6~8 个周期）一线强烈化疗±靶向治疗（即诱导化疗）达到 CR/PR/SD，经 MDT to HIM 评估不适合局部处理者。目前主要支持一线双药或三药化疗后采用维持治疗策略，优先推荐卡培他滨或 5-FU±贝伐珠单抗方案，如不愿继续接受化疗者可单用贝伐珠单抗。

（3）对不适合强烈治疗者采取以下方案：

年龄≥70 岁，体力状况或器官功能欠佳和肿瘤负荷小且生长缓慢如仅肺转移者，推荐卡培他滨或 5-FU 联合贝伐珠单抗；无法耐受卡培他滨手足综合征或不愿接受持续输注 5-FU 者，可考虑曲氟尿苷替匹嘧啶片联合贝伐珠单抗作为替代选择，也可考虑减量 30%~50% 的两药联合方案；不适合贝伐珠单抗的患者，如近期发生血栓或大出血事件，可考虑单药卡培他滨或5-FU，如为RAS和BRAF野生/MSS型RC，单药西妥昔单抗或联合伊立替康。

3.3.2 姑息二线治疗

（1）对适合强烈治疗的患者采取以下方案：

①化疗方案：含奥沙利铂和含伊立替康方案可互为一、二线，mXELIRI方案在中国人群中安全有效，较FOLFIRI不良反应更少。如一线使用三药化疗出现进展者，后续治疗参照三线治疗原则。一线维持治疗中出现进展者，建议优先导入原诱导化疗方案。雷替曲塞可考虑与铂类联用作为二线治疗。

②靶向药物：如一线治疗未使用靶向药物，二线治疗应根据基因型加用靶向药物。RAS或BRAF突变型且一线使用贝伐珠单抗进展者，推荐贝伐珠单抗跨线治疗。RAS和BRAF野生型RC，一线西妥昔单抗进展，推荐二线选择贝伐珠单抗，不建议西妥昔单抗跨线治疗；一线贝伐珠单抗进展，推荐二线贝伐珠单抗跨线或换用西妥昔单抗。一线使用免疫检查点抑制剂的dMMR/MSI-H患者，二线治疗推荐化疗联合靶向治疗。BRAF V600E突变者，二线治疗可选择西妥昔单抗+维罗非尼+伊立替康或达拉非尼+西妥昔单抗±曲美替尼。

③免疫治疗：一线未使用免疫检查点抑制剂的

dMMR/MSI-H者，推荐使用PD-1单抗单药或联合CTLA-4单抗作为二线治疗。少见的POLE或POLD基因致病突变者，亦可能是免疫检测点抑制剂敏感人群。

（2）对不适合强烈治疗的患者采取以下方案：

根据体力状况、基因型及既往一线治疗方案选择二线治疗或参加临床研究。PS评分>2分者，建议最佳支持治疗；PS评分0~2分，RAS和BRAF野生型既往未使用抗EGFR单抗者，推荐西妥昔单抗单药治疗，RAS或BRAF突变者，既往未使用靶向药物，可考虑卡培他滨或5-FU或曲氟尿苷替匹嘧啶片联合贝伐珠单抗。

3.3.3 三线及后线治疗

（1）非分子标志物指导的选择：推荐瑞戈非尼、呋喹替尼不耐受或三线治疗失败者可选新型复合化疗药曲氟尿苷替匹嘧啶片单药联合或不联合贝伐珠单抗。

（2）分子标志物指导下的后线治疗选择：

①BRAF V600E突变/MSS型且既往未接受抗BRAF治疗者：西妥昔单抗+维罗非尼+伊立替康，或达拉非尼+西妥昔单抗±曲美替尼或参加临床研究。

②HER2过表达者：曲妥珠单抗+拉帕替尼或曲妥珠单抗+帕妥珠单抗或参加临床研究。

③dMMR/MSI-H 者：推荐 PD-1 单抗治疗，如存在少见的 POLE 或 POLD 基因致病突变者，亦可能是免疫检测点抑制剂敏感人群。

④RAS 和 BRAF 野生型：既往未使用 EGFR 单抗者：考虑西妥昔单抗或联合伊立替康；既往使用过西妥昔单抗一线治疗达到客观有效（CR/PR）且 PFS 时间超过 6 个月者，ctDNA 检测为 RAS 和 BRAF 均野生型，可考虑西妥昔单抗联合伊立替康再挑战策略。

⑤NTRK 融合基因者：可考虑 NTRK 抑制剂。

3.3.4 其他治疗

晚期患者在上述常规治疗不适用时，可选择局部治疗，如介入治疗、瘤体内注射、物理治疗或中医药治疗。RC 肝转移整体处理流程：见图 2-4-2、图 2-4-3。

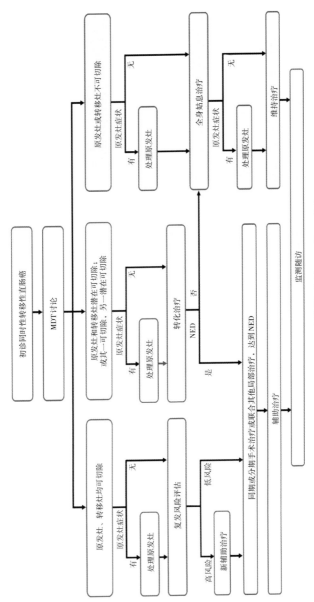

图 2-4-2 同时性转移性 RC 处理流程

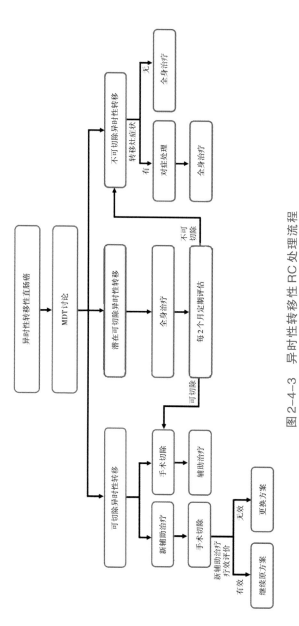

图 2-4-3 异时性转移性 RC 处理流程

第四节 RC其他部位转移的治疗原则

1 肺转移

目前推荐高分辨率胸部CT检查RC肺转移，推荐胸部增强CT检查纵隔及肺门淋巴结转移。对胸部CT检查无法明确性质的肺结节（IPN），结合风险因素、随访情况及病理学检查等整合判断结节性质。

1.1 手术治疗原则

可切除性肺转移，推荐R0切除。肺外有不可切除病灶时不建议行肺转移灶切除。肺转移灶切除后余肺必须能维持足够的肺功能。肺外可切除转移灶可同期或分期处理。

1.2 手术方式

常用方式为楔形切除，其次为肺段切除、肺叶切除及全肺切除。术前检查未怀疑肺门或纵隔淋巴结转移的患者，术中可不常规行淋巴结清扫；若怀疑淋巴结转移，术中则可考虑行淋巴结活检或清扫。

1.3 其他局部治疗

手段包括射频消融，立体定向放疗等。

（1）射频消融：对转移灶小（最大径<3cm）、远离大血管的肺转移灶，射频消融表现出良好的局部控制率（约90%）。

（2）立体定向放疗，适应证如下：

①肺转移灶数目1~3枚，小转移灶≤5枚；最大径≤5cm。

②肺转移灶分布相对局限，在同一侧肺最优；周围型肺转移灶更适合立体定向放疗。

③原发灶控制稳定，无肺外转移灶或肺外转移灶已控制。

④患者一般情况好，肺功能正常。

⑤预期生存时间≥6个月。

1.4 不可切除肺转移的姑息治疗

对不可切除肺转移应行姑息治疗，推荐在MDT to HIM的指导下决定是否行局部病灶处理。

2 腹膜转移

腹膜是RC常见转移部位之一，有腹膜转移者预后更差。第八版AJCC分期已将腹膜转移作为单独的M1c期，以区别于其他部位的转移。

腹膜转移无特异性临床表现，故临床上诊断困难。推荐影像学检查、肿瘤标志物、腹腔积液细胞学或组织学联合检测，必要时行腹腔镜探查，可提高腹膜转移诊断。腹膜肿瘤转移指数（PCI）评估腹膜转移程度，应在MDT to HIM指导下制定RC腹膜转移治疗策略。治疗手段包括手术、化疗、靶向药物及腹腔治疗等。

2.1 局限性腹膜转移

对部分选择性腹膜转移患者，肿瘤细胞减灭术（CRS）联合腹腔热灌注化疗（HIPEC）可延长生存时间。在有HIPEC经验的中心，对局限性腹膜转移（PCI<20）且无远处广泛转移者可考虑行CRS手术，要求达到CC0-1的减瘤程度（即无腹膜残余瘤或残余瘤直径<2.5mm）。在彻底的CRS术后联合HIPEC可达到细胞学减灭目的。

2.2 广泛性腹膜转移或合并有广泛远处转移

全身化疗是治疗RC腹膜转移的重要方法，优于最佳支持治疗。方案参见晚期不可切除RC治疗。

完全的细胞减灭术和/或HIPEC可考虑在有经验的中心开展，用于治疗选择性的、可达到R0切除的局限腹膜癌性播散患者。目前国内常用RC腹腔化疗的药物有氟尿嘧啶植入剂、雷替曲塞、奥沙利铂、卡铂、洛铂等，药物剂量原则上以系统化疗用量为标准，可根据患者年龄、身体状况、化疗药物耐受性和骨髓增生能力进行适当调整。

3 卵巢转移、骨转移、脑转移

对明确RC卵巢转移者，推荐双侧附件切除，如侵犯子宫则加子宫切除，不推荐RC手术时将外观正常的卵巢进行预防性切除。有生育意愿的患者，在初始治疗前咨询生殖医学专业的医生进行评估。

对获得R0切除的卵巢转移患者，推荐术后化疗。对无法通过治疗达到NED的卵巢转移患者，参见晚期不可切除RC治疗。

骨转移诊断主要靠ECT、X线、CT、MRI或PET-CT。ECT常为诊断骨转移的主要手段。

RC骨转移综合治疗的目标：改善生活质量，延长生存时间，预防或延缓骨相关事件（Skeletal related events，SREs）。系统治疗中，双膦酸盐是RC骨转移的基础用药。当影像学提示有骨破坏或骨转移时，应采用骨保护药物治疗。在应用双膦酸盐治疗过程中，即使发生SREs仍建议继续用药，用药时间至少持续12个月。局部手术治疗应综合考虑，谨慎实施。骨转移灶可进行局部放疗。

RC脑转移的治疗与其他实体肿瘤脑转移类似，以控制原发灶为主，以脑转移灶局部治疗为辅。

第五节　局部复发RC的治疗

1　外科治疗原则

对局部复发的RC患者，应进行MDT to HIM评估，专家团队除常规RC相关学科参与外，还需纳入泌尿外科、妇瘤科、整形外科等相关科室，对复发病灶可切除的患者建议行以手术为主联合围手术期放化疗的整合治疗；对不可切除的患者建议行放疗和（或）全身系统治疗，治疗后再次评估可切除性。

术前排除相关手术禁忌证。相对禁忌证包括伴有远处转移，初始治疗为Ⅳ期，广泛的盆腔侧壁侵犯，预计仅能行R1或R2切除的，S2~S3交界以上的骶骨受侵。绝对禁忌证包括髂外血管受累，肿瘤超过坐骨切迹（即经坐骨孔向外侵犯），存在因淋巴管、静脉受压而导致的下肢水肿，双侧输尿管梗阻积液。一般情况差。

手术推荐由结直肠外科专科医师根据患者和病变的具体情况，选择适当的手术方案。手术遵循整块切除原则，尽可能达到R0切除。如侵犯周围脏器，条件允许应考虑联合脏器切除。可参考Leeds分类，见表2-4-3。

表2-4-3　Leeds分类及治疗选择

分型	侵犯位置	治疗
中心型	限于盆腔内器官或结缔组织，未累及骨性盆腔	建议行APR以保证切缘阴性；若复发病灶较为局限且有保肛可能，可考虑LAR手术
侧壁型	盆腔侧壁结构	手术可选择切除受累及的输尿管、髂内血管以及梨状肌
骶侧型	位于骶前间隙，可与骶骨粘连或侵犯骶骨	推荐进行腹骶联合切除受侵骶骨；会阴部切口如果较大难以一期缝合可使用大网膜覆盖或生物补片
混合型	累及骶侧和盆腔侧壁	如果一般情况允许，可考虑切除受侵犯器官，行后半盆清扫或全盆器官切除术

2 放疗治疗原则

对既往未接受过盆腔放疗的患者，推荐行术前同步放化疗（尽量在放疗前取得复发病灶的病理学诊断），再考虑行手术；局部病灶可切除者，也可考虑先行手术，再考虑行术后放化疗；也可根据既往放化疗方案考虑是否先行放化疗，然后再行手术。既往接受过盆腔放疗的患者原则上不再进行放疗（再程放疗、质子重离子治疗，可在有经验的中心酌情开展），建议 MDT to HIM 讨论，制定最合理的治疗方案。对不能耐受手术或外放疗的局部复发患者，放射性粒子植入治疗（如 I125 粒子）也能起到姑息减症作用。

3 内科治疗及其他治疗原则

开展 MDT to HIM 讨论，依据影像检查和外科评估分可切除、潜在可切除或不可切除复发 RC，讨论应明确是否需要保肛策略，基于不同疾病分类给予内科治疗策略。

（1）可切除且既往未接受过放化疗者，推荐首选术前氟尿嘧啶类同步放化疗。患者体力状况允许情况下，含铂或含伊立替康联合化疗的同步放化疗可能使肿瘤降期更明显，但毒副反应会增加。不能耐受放疗者，可考虑术前双药或三药化疗。靶向治疗用于RC新辅助治疗不增加疗效者，但增加毒副反应，不推荐围术期靶向治疗。

（2）可切除且既往接受过同步放化疗者，建议直接手术或新辅助化疗。化疗方案选择原则同上。

（3）不可切除或潜在可切除者，既往未接受过放化疗则首选强烈化疗（双药化疗）为基础的同步放化疗或诱导强烈化疗后5-FU同步放化疗。接受过放化疗者，则参照转移性RC姑息一线治疗方案原则。每2~3月评估疗效，MDT to HIM讨论肿瘤切除可能性。RC局部复发的整体处理流程：见图2-4-4。

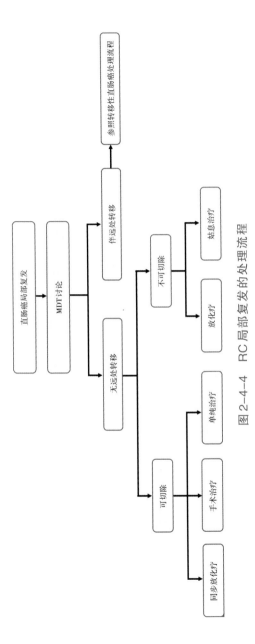

图 2-4-4　RC局部复发的处理流程

第六节 中医药治疗

1 治疗原则

中医治疗应在整合医疗指导下，采用辨证施治原则开展诊疗，其根本治疗原则遵循扶正祛邪、标本缓急、因人因时因地制宜、施行整合治疗。

2 辨证施治

2.1 RC围手术期辨证施治

RC患者术前主要表现为腑气不通，具体症状为大便不通，腹部阵痛，脘腹胀满，舌红，苔黄腻，脉滑数；术后主要表现为元气耗伤、脾胃虚弱，具体症状表现为面色淡白或萎黄，唇甲不华，少气乏力，神疲懒言，腹部隐痛，纳呆食少食后腹胀，舌淡，苔薄白，脉弱。故常以理气通腑，补气养血，健脾益胃为主要原则，提高患者对手术的耐受性，缓解术后并发症。

2.2 RC辅助治疗期辨证施治

（1）RC化疗期间常表现为脾胃不和，气血亏虚，肝肾阴虚，具体症状为胃脘饱胀，食欲减退，恶心呕吐，腹胀或腹泻，舌胖大，舌苔薄白或腻；或为腰膝酸软，耳鸣，五心烦热，颧红盗汗，舌红苔少，脉细数。故常以健脾和胃、降逆止呕、补气养血、滋补肝肾为主要治则，提高患者对化疗的耐受性、减轻化疗的毒副作用、提高化疗完成率。

（2）RC 放疗期间常表现为气阴两虚、热毒瘀结，具体症状神疲乏力，少气懒言，纳呆，时有便溏，舌红苔少，脉细数；或口渴欲饮、低热盗汗、腹痛腹胀，疼痛拒按，小便频数，下痢赤白，里急后重，舌黯红，苔黄腻，脉弦滑或滑数。故常以益肾滋阴、清肠燥湿、活血解毒为主要治则，提高患者对放疗的耐受性、降低放疗不良反应。

2.3 RC 晚期姑息治疗期辨证施治

RC 晚期姑息治疗期主要表现为本虚与邪实并存，以本虚为主，夹杂痰、瘀、毒、湿等邪实。姑息治疗期的中医药治疗，以减轻西医治疗不良反应、增加治疗疗效、提高生活质量、尽可能延长生存期为目的。

第五章 ────────

全程康复管理

第一节 随访

（1）病史和体检，CEA、CA19-9监测，每3个月1次，共2年，第3~5年，每6个月1次，5年后每年1次。

（2）胸部、腹部及盆腔CT或MRI，每6个月1次，共2年，然后每年1次，共5年。

（3）术后1年内行肠镜检查，如有异常，1年内复查；如未见息肉，3年内复查，然后每5年复查1次；随访发现结肠腺瘤均推荐切除。如术前肠镜未完成全结肠检查，建议术后3~6个月行肠镜检查。

（4）PET-CT不是常规推荐的检查项目，对已有或疑有复发及远处转移的患者，可考虑PET-CT，以排除复发转移。

（5）如患者身体状况不允许接受抗肿瘤治疗，则不主张行常规随访。术后CEA持续升高的处理流程：见图2-5-1。

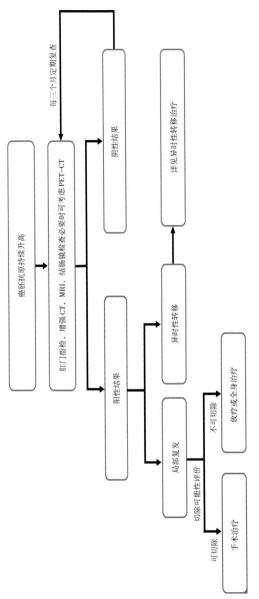

图 2-5-1 术后 CEA 持续升高的处理流程

第五章 全程康复管理

第二节　全程康复管理

1　营养治疗

营养治疗应贯穿从首诊到完成整个综合治疗的全过程。

（1）RC患者一经确诊，即应进行营养风险筛查及营养状况评估。

（2）RC患者无论接受根治术或姑息术，均应按ERAS原则和流程实施围术期的营养管理。

（3）对实施术前新辅助治疗，或术后辅助治疗的RC患者，需制定营养治疗计划并进行营养治疗。

2　中医肿瘤康复治疗

中医可参与肿瘤康复从首诊到完成整个综合治疗的全过程。中医肿瘤康复治疗以辨证康复为指导，采用整合性康复治疗手段包括心理治疗、针灸推拿治疗、饮食疗法、中药治疗、传统体育康复治疗等多种方式，针对患者不同阶段及证候类型，制定合理的中医药整合治疗方案并予以实施。

3　迟发或长期后遗症的治疗

RC手术或放化疗都可能导致晚期后遗症，影响日常生活质量和脏器功能。常见的后遗症及相关治疗如下：

（1）肠道功能受损相关的后遗症

如慢性腹泻、失禁、便频、里急后重等：考虑使用止泻药、硬化大便药、中医中药，调节饮食，进行盆底康复及使用成人尿布。

（2）奥沙利铂引起的神经病变

仅考虑使用度洛西汀治疗疼痛性神经病变，对麻木、刺痛、和冷觉敏感等无效。可试中药验方。

（3）盆腔手术或放疗后泌尿生殖功能障碍

建议筛查性功能障碍，勃起障碍，性交困难和阴道干涩症状；筛查排尿困难、尿频、尿急；如果症状持续考虑转诊泌尿科或妇科医生。

（4）疼痛管理

进行全面疼痛评估，确定疼痛病因，鉴别诊断应包括癌症复发或疾病进展及特异性癌症疼痛综合征；可考虑阿片类药物治疗，应在最短时间内使用最低适当剂量，辅助药物治疗应在阿片类药物的基础上进行。

（5）睡眠障碍

详细了解失眠病程与特点，对进行睡眠卫生教育，失眠认知行为治疗作为首选推荐优于药物干预治疗。同时，可考虑针灸、穴位按摩、中药干预等中医肿瘤康复治疗手段进行治疗。

（6）盆腔放疗后潜在的盆骨骨折/骨密度减低：建议监测骨密度。

（7）化疗后骨髓抑制

化疗相关中性粒细胞减少，可使用 rhG-CSF 或 PEG-rhG-CSF；化疗相关贫血，可使用 EPO，同时应该补充铁剂和维生素 B_{12}、叶酸等，必要时输注红细胞悬液；化疗相关血小板减少，护理与药物同等重要。患者需要减少活动，防止受伤，必要时绝对卧床、注意通便和镇咳等。可使用 TPO 和重组人白介素-11 升血小板，必要时输注单采血小板。

4 造口管理

（1）人员、任务、架构：有条件的医疗中心推荐配备造口治疗师（专科护士）。其职责包括所有造口（肠造口、胃造口、尿路造口、气管造口等）术前术后的护理、复杂切口的处理、大小便失禁的护理、开设造口专科门诊、联络患者及其他专业人员和造口用品商、组织造口联谊会并开展造口访问者活动。

（2）心理治疗：向患者充分解释有关诊断、手术和护理知识，让其接受患病事实，并对即将发生的事情有全面了解，并于术前和术后给予一定心理干预和指导。

（3）造口定位：术前由医师、造口治疗师、家属及患者共同选择造口部位。患者自身可见，方便护理；有足够粘贴面积；造口器材贴于造口皮肤时无不适。

（4）肠造口护理

①术后要注意观察造口的血运及有无回缩等情况。

②造口用品应当具有轻便、透明、防臭、防漏和保护周围皮肤的性能，患者佩戴合适。

③保持肠造口周围皮肤的清洁干燥。长期服用抗菌药物、免疫抑制剂和糖皮质激素的患者，应特别注意肠造口部位真菌感染。

参考文献

[1] SUNG H, FERLAY J, SIEGEL R L, et al. Global Cancer Statistics 2020: GLOBOCAN Estimates of Incidence and Mortality Worldwide for 36 Cancers in 185 Countries[J]. CA Cancer J Clin, 2021, 71(3): 209-249.

[2] CAO W, CHEN H D, YU Y W, et al. Changing profiles of cancer burden worldwide and in China: a secondary analysis of the global cancer statistics 2020[J]. Chin Med J (Engl), 2021, 134(7): 783-791.

[3] 吴春晓, 付晨, 赫捷, 等. 2015年中国结直肠癌发病和死亡情况分析[J]. 中国癌症杂志, 2020, 30(4): 241-245.

[4] 孙可欣, 郑荣寿, 张思维, 等. 2015年中国分地区恶性肿瘤发病和死亡分析[J]. 中国肿瘤临床, 2019, 28(1): 1-11.

[5] 郑荣寿, 孙可欣, 张思维, 等. 2015年中国恶性肿瘤流行情况分析[J]. 中华肿瘤杂志, 2019, 41(1): 19-28.

[6] 陈孝平, 汪建平, 赵继宗. 外科学: 第9版[M]. 北京: 人民卫生出版社, 2018.

[7] ROCK C L, DOYLE C, DEMARK-WAHNEFRIED W, et al. Nutrition and physical activity guidelines for cancer survivors[J]. CA Cancer J Clin, 2012, 62(4): 243-274.

[8] 李鹏, 王拥军, 陈光勇, 等. 中国早期结直肠癌及癌前病变筛查与诊治共识[J]. 中国实用内科杂志, 2015, 35(3): 211-227.

[9] DAVIDSON K W, BARRY M J, MANGIONE C M, et al. Screening for Colorectal Cancer: US Preventive Services Task Force Recommendation Statement[J]. JAMA, 2021, 325(19): 1965-1977.

[10] 李其龙, 马新源, 俞玲玲, 等. 农村高发地区大肠癌优化序贯筛查病变年龄别检出分析[J]. 中华肿瘤杂志, 2013, 35(2): 154-157.

[11] 中华医学会肿瘤学分会早诊早治学组. 中国结直肠癌早诊早治专家共识[J]. 中华医学杂志, 2020, 100(22): 1691-1698.

[12] 国家癌症中心中国结直肠癌筛查与早诊早治指南制定专家组. 中国结直肠癌筛查与早诊早治指南(2020,北京)[J]. 中华

肿瘤杂志, 2021, 43(1): 16-38.

[13] HAMPEL H, FRANKEL W L, MARTIN E, et al. Feasibility of screening for Lynch syndrome among patients with colorectal cancer[J]. J Clin Oncol, 2008, 26(35): 5783-5788.

[14] 袁瑛, 张苏展, 郑树, 等. 中国人遗传性大肠癌筛检标准的实施方案[J]. 中华肿瘤杂志, 2004, 26(3): 191-192.

[15] 中国临床肿瘤学会结直肠癌专家委员会,中国抗癌协会大肠癌专业委员会遗传学组,中国医师协会结直肠肿瘤专业委员会遗传专委会. 结直肠癌及其他相关实体瘤微卫星不稳定性检测中国专家共识[J]. 中华肿瘤杂志, 2019, 41(10): 734-741.

[16] SIEBER O M, SEGDITSAS S, KNUDSEN A L, et al. Disease severity and genetic pathways in attenuated familial adenomatous polyposis vary greatly but depend on the site of the germline mutation[J]. Gut, 2006, 55(10): 1440-1448.

[17] YANG M, ZHU L, ZHU L, et al. Role of a rare variant in APC gene promoter 1B region in classic familial adenomatous polyposis[J]. Digestion, 2020, 102(4): 1-7.

[18] 樊代明. 整合肿瘤学•临床卷[M]. 北京: 科学出版社, 2021.

[19] 樊代明. 整合肿瘤学•基础卷[M]. 西安: 世界图书出版西安有限公司, 2021.

[20] TANAKA S, KASHIDA H, SAITO Y, et al. Japan Gastroenterological Endoscopy Society guidelines for colorectal endoscopic submucosal dissection/endoscopic mucosal resection[J]. Dig Endosc, 2020, 32(2): 219-239.

[21] SAITO Y, FUKUZAWA M, MATSUDA T, et al. Clinical outcome of endoscopic submucosal dissection versus endoscopic mucosal resection of large colorectal tumors as determined by curative resection[J]. Surg Endosc, 2010, 24(2): 343-352.

[22] 中华医学会消化内镜学分会病理学协作组. 中国消化内镜组织检查与病理学检查规范专家共识(草案)[J]. 中华消化内镜杂志, 2014, 31(9): 481-485.

[23] 王锡山, 李宗芳, 苏敏. 肿瘤学概论: 第2版[M]. 北京: 人民卫生出版社, 2021.

直肠癌分册

参考文献

[24] 中国NOSES联盟, 中国医师协会结直肠肿瘤专业委员会NOSES专委会. 结直肠肿瘤经自然腔道取标本手术专家共识(2019版)[J/CD]. 中华结直肠疾病电子杂志, 2019, 8(4): 336-342.

[25] BEETS-TAN R G H, LAMBREGTS D M J, MAAS M, et al. Magnetic resonance imaging for clinical management of rectal cancer: Updated recommendations from the 2016 European Society of Gastrointestinal and Abdominal Radiology (ESGAR) consensus meeting[J]. Eur Radiol, 2018, 28(4): 1465-1475.

[26] DE JONG E A, TEN BERGE J C, DWARKASING R S, et al. The accuracy of MRI, endorectal ultrasonography, and computed tomography in predicting the response of locally advanced rectal cancer after preoperative therapy: A metaanalysis[J]. Surgery, 2016, 159 (3): 688-699.

[27] SAUER R, BECKER H, HOHENBERGER W, et al. Preoperative versus postoperative chemoradiotherapy for rectal cancer[J]. N Engl J Med, 2004, 351(17): 1731-1740.

[28] SAUER R, LIERSCH T, MERKEL S, et al. Preoperative versus postoperative chemoradiotherapy for locally advanced rectal cancer: results of the German CAO/ARO/AIO-94 randomized phase III trial after a median follow-up of 11 years[J]. J Clin Oncol, 2012, 30(16): 1926-1933.

[29] WAGMAN R, MINSKY B D, COHEN A M, et al. Sphincter preservation in rectal cancer with preoperative radiation therapy and coloanal anastomosis: long term follow-up[J]. Int J Radiat Oncol Biol Phys, 1998, 42(1): 51-57.

[30] GÉRARD J P, CONROY T, BONNETAIN F, et al. Preoperative radiotherapy with or without concurrent fluorouracil and leucovorin in T3-4 rectal cancers: results of FFCD 9203[J]. J Clin Oncol, 2006, 24(28): 4620-4625.

[31] BOSSET J F, CALAIS G, MINEUR L, et al. Enhanced tumorocidal effect of chemotherapy with preoperative radiotherapy for rectal cancer: preliminary results--EORTC 22921[J]. J Clin Oncol, 2005, 23(24): 5620-5627.

[32] BOSSET J F, COLLETTE L, CALAIS G, et al. Chemothera-

py with preoperative radiotherapy in rectal cancer[J]. N Engl J Med, 2006, 355(11): 1114-1123.

[33] DE CALUWÉ L, VAN NIEUWENHOVE Y, CEELEN W P. Preoperative chemoradiation versus radiation alone for stage II and III resectable rectal cancer[J]. Cochrane Database Syst Rev, 2013(2): Cd006041.

[34] HOFHEINZ R D, WENZ F, POST S, et al. Chemoradiotherapy with capecitabine versus fluorouracil for locally advanced rectal cancer: a randomised, multicentre, non-inferiority, phase 3 trial[J]. Lancet Oncol, 2012, 13(6): 579-588.

[35] 中国临床肿瘤学会指南工作委员会. 2020CSCO结直肠癌指南[M]. 北京: 人民卫生出版社, 2020.

[36] CERCEK A, ROXBURGH C S D, STROMBOM P, et al. Adoption of total neoadjuvant therapy for locally advanced rectal cancer[J]. JAMA Oncol, 2018, 4(6): e180071.

[37] PETRELLI F, TREVISAN F, CABIDDU M, et al. Total neoadjuvant therapy in rectal cancer: a systematic review and meta-analysis of treatment outcomes[J]. Ann Surg, 2020, 271(3): 440-448.

[38] ZHU J, LIU A, SUN X, et al. Multicenter, randomized, phase III trial of neoadjuvant chemoradiation with capecitabine and irinotecan guided by UGT1A1 status in patients with locally advanced rectal cancer[J]. J Clin Oncol, 2020, 38(36): 4231-4239.

[39] VAN GIJN W, MARIJNEN C A, NAGTEGAAL I D, et al. Preoperative radiotherapy combined with total mesorectal excision for resectable rectal cancer: 12-year follow-up of the multicentre, randomised controlled TME trial[J]. Lancet Oncol, 2011, 12(6): 575-582.

[40] BUJKO K, NOWACKI M P, NASIEROWSKA-GUTTME-JER A, et al. Long-term results of a randomized trial comparing preoperative short-course radiotherapy with preoperative conventionally fractionated chemoradiation for rectal cancer[J]. Br J Surg, 2006, 93 (10): 1215-1223.

[41] NGAN S Y, BURMEISTER B, FISHER R J, et al. Randomized trial of short-course radiotherapy versus long-course chemoradi-

ation comparing rates of local recurrence in patients with T3 rectal cancer: Trans-Tasman Radiation Oncology Group trial 01.04[J]. J Clin Oncol, 2012, 30(31): 3827-3833.

[42] GARCIA-AGUILAR J, CHOW O S, SMITH D D, et al. Effect of adding mFOLFOX6 after neoadjuvant chemoradiation in locally advanced rectal cancer: a multicentre, phase 2 trial[J]. Lancet Oncol, 2015, 16(8): 957-966.

[43] FOKAS E, ALLGÄUER M, POLAT B, et al. Randomized phase II trial of chemoradiotherapy plus induction or consolidation chemotherapy as total neoadjuvant therapy for locally advanced rectal cancer: CAO/ARO/AIO-12[J]. J Clin Oncol, 2019, 37(34): 3212-3222.

[44] BAHADOER R R, DIJKSTRA E A, VAN ETTEN B, et al. Short-course radiotherapy followed by chemotherapy before total mesorectal excision (TME) versus preoperative chemoradiotherapy, TME, and optional adjuvant chemotherapy in locally advanced rectal cancer (RAPIDO): a randomised, open-label, phase 3 trial[J]. Lancet Oncol, 2021, 22(1): 29-42.

[45] HU X, LI Y Q, LI Q G, et al. Adjuvant chemotherapy seemed not to have survival benefit in rectal cancer patients with yp-Tis-2N0 after preoperative radiotherapy and surgery from a population-based propensity score analysis[J]. Oncologist, 2019, 24(6): 803-811.

[46] ROTH A D, DELORENZI M, TEJPAR S, et al. Integrated analysis of molecular and clinical prognostic factors in stage II/III colon cancer[J]. J Natl Cancer Inst, 2012, 104(21): 1635-1646.

[59] BIAGI J J, RAPHAEL M J, MACKILLOP W J, et al. Association between time to initiation of adjuvant chemotherapy and survival in colorectal cancer: a systematic review and meta-analysis [[47] WELLS K O, HAWKINS A T, KRISHNAMURTHY D M, et al. Omission of adjuvant chemotherapy is associated with increased mortality in patients with T3N0 colon cancer with inadequate lymph node harvest[J]. Dis Colon Rectum, 2017, 60(1): 15-21.

[48] RIBIC C M, SARGENT D J, MOORE M J, et al. Tumor mi-

crosatellite-instability status as a predictor of benefit from fluoroura-cil-based adjuvant chemotherapy for colon cancer[J]. N Engl J Med, 2003, 349(3): 247-257.

[49] SARGENT D J, MARSONI S, MONGES G, et al. Defective mismatch repair as a predictive marker for lack of efficacy of fluoro-uracil-based adjuvant therapy in colon cancer[J]. J Clin Oncol, 2010, 28(20): 3219-3226.

[50] SINICROPE F A, FOSTER N R, THIBODEAU S N, et al. DNA mismatch repair status and colon cancer recurrence and surviv-al in clinical trials of 5-fluorouracil-based adjuvant therapy[J]. J Natl Cancer Inst, 2011, 103(11): 863-875.

[51] TEJPAR S, SARIDAKI Z, DELORENZI M, et al. Microsat-ellite instability, prognosis and drug sensitivity of stage II and III colorectal cancer: more complexity to the puzzle[J]. J Natl Cancer Inst, 2011, 103(11): 841-844.

[52] QUAH H M, CHOU J F, GONEN M, et al. Identification of patients with high-risk stage II colon cancer for adjuvant therapy[J]. Dis Colon Rectum, 2008, 51(5): 503-507.

[53] SCHMOLL H J, TABERNERO J, MAROUN J, et al. Capecitabine plus oxaliplatin compared with fluorouracil/folinic acid as adjuvant therapy for stage III colon cancer: final results of the No16968 randomized controlled phase III trial[J]. J Clin Oncol, 2015, 33(32): 3733-3740.

[54] ANDRÉ T, BONI C, NAVARRO M, et al. Improved overall survival with oxaliplatin, fluorouracil, and leucovorin as adjuvant treatment in stage II or III colon cancer in the MOSAIC trial[J]. J Clin Oncol, 2009, 27(19): 3109-3116.

[55] VAN CUTSEM E, LABIANCA R, BODOKY G, et al. Ran-domized phase III trial comparing biweekly infusional fluorouracil/leucovorin alone or with irinotecan in the adjuvant treatment of stage III colon cancer: PETACC-3[J]. J Clin Oncol, 2009, 27(19): 3117-3125.

[56] ALBERTS S R, SARGENT D J, NAIR S, et al. Effect of ox-aliplatin, fluorouracil, and leucovorin with or without cetuximab on

survival among patients with resected stage III colon cancer: a randomized trial[J]. JAMA, 2012, 307(13): 1383-1393.

[57] ALLEGRA C J, YOTHERS G, O'CONNELL M J, et al. Phase III trial assessing bevacizumab in stages II and III carcinoma of the colon: results of NSABP protocol C-08[J]. J Clin Oncol, 2011, 29(1): 11-16.

[58] DE GRAMONT A, VAN CUTSEM E, SCHMOLL H J, et al. Bevacizumab plus oxaliplatin-based chemotherapy as adjuvant treatment for colon cancer (AVANT): a phase 3 randomised controlled trial[J]. Lancet Oncol, 2012, 13(12): 1225-1233.

[59] [J]. JAMA, 2011, 305(22): 2335-2342.

[60] National Comprehensive Cancer Network. Clinical Practice Guidelines in Oncology, Rectal Cancer, Version 1, 2021. [EB/OL]. (2021-08-12) [2021-09-01]. https://www. nccn. org / professionals / physician_gls/pdf/rectal_basic.pdf

[61] CHINESE W, WAIT DATABASE RESEARCH COOPERATION G, CHINESE ASSOCIATION OF SURGEONS CSOCCMDA, Chinese Society of Colorectal Surgery CMA, Colorectal Cancer Physician Specialty Committee CMDA, et al. Consensus on the Watch and Wait policy in rectal cancer patients after neoadjuvant treatment (2020 version)[J]. Chin J Gastrointest Surg, 2020, 23(1): 1-9.

[62] FERNANDEZ L M, SÃO JULIÃO G P, FIGUEIREDO N L, et al. Conditional recurrence-free survival of clinical complete responders managed by watch and wait after neoadjuvant chemoradiotherapy for rectal cancer in the International Watch & Wait Database: a retrospective, international, multicentre registry study[J]. Lancet Oncol, 2021, 22(1): 43-50.

[63] 中华人民共和国国家卫生健康委员会. 中国结直肠癌诊疗规范(2020年版)[J]. 中华外科杂志, 2020(8): 561-585.

[64] WO J Y, ANKER C J, ASHMAN J B, et al. Radiation therapy for rectal cancer: executive summary of an ASTRO clinical practice guideline[J]. Pract Radiat Oncol, 2021, 11(1): 13-25.

[65] GLYNNE-JONES R, WYRWICZ L, TIRET E, et al. Rectal cancer: ESMO clinical practice guidelines for diagnosis, treatment

and follow-up[J]. Ann Oncol, 2017, 28(suppl_4): iv22-iv40.

[66] FONG Y, FORTNER J, SUN R L, et al. Clinical score for predicting recurrence after hepatic resection for metastatic colorectal cancer: analysis of 1001 consecutive cases[J]. Ann Surg, 1999, 230 (3): 309-318; discussion 318-321.

[67] AYEZ N, VAN DER STOK E P, GRÜNHAGEN D J, et al. The use of neo-adjuvant chemotherapy in patients with resectable colorectal liver metastases: Clinical risk score as possible discriminator[J]. Eur J Surg Oncol, 2015, 41(7): 859-867.

[68] NORDLINGER B, SORBYE H, GLIMELIUS B, et al. Perioperative FOLFOX4 chemotherapy and surgery versus surgery alone for resectable liver metastases from colorectal cancer (EORTC 40983): long-term results of a randomised, controlled, phase 3 trial [J]. Lancet Oncol, 2013, 14(12): 1208-1215.

[69] BRIDGEWATER J A, PUGH S A, MAISHMAN T, et al. Systemic chemotherapy with or without cetuximab in patients with resectable colorectal liver metastasis (New EPOC): long-term results of a multicentre, randomised, controlled, phase 3 trial[J]. Lancet Oncol, 2020, 21(3): 398-411.

[70] VAN CUTSEM E, CERVANTES A, ADAM R, et al. ESMO consensus guidelines for the management of patients with metastatic colorectal cancer[J]. Ann Oncol, 2016, 27(8): 1386-1422.

[71] 中国医师协会外科医师分会, 中华医学会外科分会胃肠外科学组, 中华医学会外科分会结直肠外科学组, 等. 中国结直肠癌肝转移诊断和综合治疗指南（V2020）[J]. 中华胃肠外科杂志, 2021, 24(1): 1-13.

[72] ADAM R. Chemotherapy and surgery: new perspectives on the treatment of unresectable liver metastases[J]. Ann Oncol, 2003, 14 Suppl 2: ii13-16.

[73] ALOIA T, SEBAGH M, PLASSE M, et al. Liver histology and surgical outcomes after preoperative chemotherapy with fluorouracil plus oxaliplatin in colorectal cancer liver metastases[J]. J Clin Oncol, 2006, 24(31): 4983-4990.

[74] FERNANDEZ F G, RITTER J, GOODWIN J W, et al. Ef-

fect of steatohepatitis associated with irinotecan or oxaliplatin pre-treatment on resectability of hepatic colorectal metastases[J]. J Am Coll Surg, 2005, 200(6): 845-853.

[75] ADAM R, BHANGUI P, POSTON G, et al. Is perioperative chemotherapy useful for solitary, metachronous, colorectal liver metastases?[J]. Ann Surg, 2010, 252(5): 774-787.

[76] COLUCCI G, GEBBIA V, PAOLETTI G, et al. Phase III randomized trial of FOLFIRI versus FOLFOX4 in the treatment of advanced colorectal cancer: a multicenter study of the Gruppo Oncologico Dell'Italia Meridionale[J]. J Clin Oncol, 2005, 23(22): 4866-4875.

[77] ALBERTS S R, HORVATH W L, STERNFELD W C, et al. Oxaliplatin, fluorouracil, and leucovorin for patients with unresectable liver-only metastases from colorectal cancer: a North Central Cancer Treatment Group phase II study[J]. J Clin Oncol, 2005, 23 (36): 9243-9249.

[78] SOUGLAKOS J, ANDROULAKIS N, SYRIGOS K, et al. FOLFOXIRI (folinic acid, 5-fluorouracil, oxaliplatin and irinotecan) vs. FOLFIRI (folinic acid, 5-fluorouracil and irinotecan) as first-line treatment in metastatic colorectal cancer (MCC): a multicentre randomised phase III trial from the Hellenic Oncology Research Group (HORG)[J]. Br J Cancer, 2006, 94(6): 798-805.

[79] YE L C, LIU T S, REN L, et al. Randomized controlled trial of cetuximab plus chemotherapy for patients with KRAS wild-type unresectable colorectal liver-limited metastases[J]. J Clin Oncol, 2013, 31(16): 1931-1938.

[80] TANG W, REN L, LIU T, et al. Bevacizumab plus mFOLFOX6 versus mFOLFOX6 alone as first-line treatment for RAS mutant unresectable colorectal liver-limited metastases: the BECOME randomized controlled trial[J]. J Clin Oncol, 2020, 38(27): 3175-3184.

[81] CREMOLINI C, LOUPAKIS F, ANTONIOTTI C, et al. FOLFOXIRI plus bevacizumab versus FOLFIRI plus bevacizumab as first-line treatment of patients with metastatic colorectal cancer:

updated overall survival and molecular subgroup analyses of the open-label, phase 3 TRIBE study[J]. Lancet Oncol, 2015, 16(13): 1306-1315.

[82] STEIN A, ATANACKOVIC D, HILDEBRANDT B, et al. Upfront FOLFOXIRI+bevacizumab followed by fluoropyrimidin and bevacizumab maintenance in patients with molecularly unselected metastatic colorectal cancer[J]. Br J Cancer, 2015, 113(6): 872-877.

[83] MARGONIS G A, BUETTNER S, ANDREATOS N, et al. Association of BRAF mutations with survival and recurrence in surgically treated patients with metastatic colorectal liver cancer[J]. JAMA Surg, 2018, 153(7): e180996.

[84] HADDAD R, OGILVIE R T, CROITORU M, et al. Microsatellite instability as a prognostic factor in resected colorectal cancer liver metastases[J]. Ann Surg Oncol, 2004, 11(11): 977-982.

[85] FARON M, PIGNON J P, MALKA D, et al. Is primary tumour resection associated with survival improvement in patients with colorectal cancer and unresectable synchronous metastases? A pooled analysis of individual data from four randomised trials[J]. Eur J Cancer, 2015, 51(2): 166-176.

[86] TARANTINO I, WARSCHKOW R, GÜLLER U. Palliative primary tumor resection in patients with metastatic colorectal cancer: for whom and when?[J]. Ann Surg, 2017, 265(4): e59-e60.

[87] MORITANI K, KANEMITSU Y, SHIDA D, et al. A randomized controlled trial comparing primary tumour resection plus chemotherapy with chemotherapy alone in incurable stage IV colorectal cancer: JCOG1007 (iPACS study) [J]. Jpn J Clin Oncol, 2020, 50(1): 89-93.

[88] HU C Y, BAILEY C E, YOU Y N, et al. Time trend analysis of primary tumor resection for stage IV colorectal cancer: less surgery, improved survival[J]. JAMA Surg, 2015, 150(3): 245-251.

[89] SAGER O, DINCOGLAN F, DEMIRAL S, et al. A concise review of pelvic radiation therapy (RT) for rectal cancer with synchronous liver metastases[J]. Int J Surg Oncol, 2019, 2019: 5239042.

[90] TOURNIGAND C, ANDRÉ T, ACHILLE E, et al. FOL-

FIRI followed by FOLFOX6 or the reverse sequence in advanced colorectal cancer: a randomized GERCOR study[J]. J Clin Oncol, 2004, 22(2): 229-237.

[91] SALTZ L B, CLARKE S, DÍAZ-RUBIO E, et al. Bevacizumab in combination with oxaliplatin-based chemotherapy as first-line therapy in metastatic colorectal cancer: a randomized phase III study[J]. J Clin Oncol, 2008, 26(12): 2013-2019.

[92] FALCONE A, RICCI S, BRUNETTI I, et al. Phase III trial of infusional fluorouracil, leucovorin, oxaliplatin, and irinotecan (FOLFOXIRI) compared with infusional fluorouracil, leucovorin, and irinotecan (FOLFIRI) as first-line treatment for metastatic colorectal cancer: the Gruppo Oncologico Nord Ovest[J]. J Clin Oncol, 2007, 25 (13): 1670-1676.

[93] HEINEMANN V, VON WEIKERSTHAL L F, DECKER T, et al. FOLFIRI plus cetuximab versus FOLFIRI plus bevacizumab as first-line treatment for patients with metastatic colorectal cancer (FIRE-3): a randomised, open-label, phase 3 trial[J]. Lancet Oncol, 2014, 15(10): 1065-1075.

[94] VENOOK A P, NIEDZWIECKI D, LENZ H J, et al. Effect of first-line chemotherapy combined with cetuximab or bevacizumab on overall survival in patients with KRAS wild-type advanced or metastatic colorectal cancer: a randomized clinical trial[J]. JAMA, 2017, 317(23): 2392-2401.

[95] CREMOLINI C, ANTONIOTTI C, ROSSINI D, et al. Upfront FOLFOXIRI plus bevacizumab and reintroduction after progression versus mFOLFOX6 plus bevacizumab followed by FOLFIRI plus bevacizumab in the treatment of patients with metastatic colorectal cancer (TRIBE2): a multicentre, open-label, phase 3, randomised, controlled trial[J]. Lancet Oncol, 2020, 21(4): 497-507.

[96] LE D T, URAM J N, WANG H, et al. PD-1 blockade in tumors with mismatch-repair deficiency[J]. N Engl J Med, 2015, 372 (26): 2509-2520.

[97] XU R H, SHEN L, LI J, et al. Expert consensus on maintenance treatment for metastatic colorectal cancer in China[J]. Chin J

Cancer, 2016, 35: 13.

[98] CHIBAUDEL B, MAINDRAULT-GOEBEL F, LLEDO G, et al. Can chemotherapy be discontinued in unresectable metastatic colorectal cancer? The GERCOR OPTIMOX2 Study[J]. J Clin Oncol, 2009, 27(34): 5727-5733.

[99] LUO H Y, LI Y H, WANG W, et al. Single-agent capecitabine as maintenance therapy after induction of XELOX (or FOLFOX) in first-line treatment of metastatic colorectal cancer: randomized clinical trial of efficacy and safety[J]. Ann Oncol, 2016, 27(6): 1074-1081.

[100] QUIDDE J, HEGEWISCH-BECKER S, GRAEVEN U, et al. Quality of life assessment in patients with metastatic colorectal cancer receiving maintenance therapy after first-line induction treatment: a preplanned analysis of the phase III AIO KRK 0207 trial[J]. Ann Oncol, 2016, 27(12): 2203-2210.

[101] CUNNINGHAM D, LANG I, MARCUELLO E, et al. Bevacizumab plus capecitabine versus capecitabine alone in elderly patients with previously untreated metastatic colorectal cancer (AVEX): an open-label, randomised phase 3 trial[J]. Lancet Oncol, 2013, 14(11): 1077-1085.

[102] VAN CUTSEM E, DANIELEWICZ I, SAUNDERS M P, et al. Trifluridine/tipiracil plus bevacizumab in patients with untreated metastatic colorectal cancer ineligible for intensive therapy: the randomized TASCO1 study[J]. Ann Oncol, 2020, 31(9): 1160-1168.

[103] CUNNINGHAM D, HUMBLET Y, SIENA S, et al. Cetuximab monotherapy and cetuximab plus irinotecan in irinotecan-refractory metastatic colorectal cancer[J]. N Engl J Med, 2004, 351(4): 337-345.

[104] XU R H, MURO K, MORITA S, et al. Modified XELIRI (capecitabine plus irinotecan) versus FOLFIRI (leucovorin, fluorouracil, and irinotecan), both either with or without bevacizumab, as second-line therapy for metastatic colorectal cancer (AXEPT): a multicentre, open-label, randomised, non-inferiority, phase 3 trial[J]. Lancet Oncol, 2018, 19(5): 660-671.

[105] BENNOUNA J, SASTRE J, ARNOLD D, et al. Continuation of bevacizumab after first progression in metastatic colorectal cancer (ML18147): a randomised phase 3 trial[J]. Lancet Oncol, 2013, 14(1): 29-37.

[106] VAN CUTSEM E, TABERNERO J, LAKOMY R, et al. Addition of aflibercept to fluorouracil, leucovorin, and irinotecan improves survival in a phase III randomized trial in patients with metastatic colorectal cancer previously treated with an oxaliplatin-based regimen[J]. J Clin Oncol, 2012, 30(28): 3499-3506.

[107] BENNOUNA J, HIRET S, BERTAUT A, et al. Continuation of bevacizumab vs. cetuximab plus chemotherapy after first progression in KRAS wild-type metastatic colorectal cancer: the UNI-CANCER PRODIGE18 randomized clinical trial[J]. JAMA Oncol, 2019, 5(1): 83-90.

[108] INNOCENTI F, OU F S, QU X, et al. Mutational analysis of patients with colorectal cancer in CALGB/SWOG 80405 identifies new roles of microsatellite instability and tumor mutational burden for patient outcome[J]. J Clin Oncol, 2019, 37(14): 1217-1227.

[109] KOPETZ S, GUTHRIE K A, MORRIS V K, et al. Randomized trial of irinotecan and cetuximab with or without vemurafenib in BRAF-mutant metastatic colorectal cancer (SWOG S1406) [J], 2021, 39(4): 285-294.

[110] CORCORAN R B, ATREYA C E, FALCHOOK G S, et al. Combined BRAF and MEK inhibition with dabrafenib and trametinib in BRAF V600-mutant colorectal cancer[J]. J Clin Oncol, 2015, 33(34): 4023-4031.

[111] CORCORAN R B, ANDRÉ T, ATREYA C E, et al. Combined BRAF, EGFR, and MEK inhibition in patients with BRAF (V600E) - mutant colorectal cancer[J]. Cancer Discov, 2018, 8(4): 428-443.

[112] OVERMAN M J, LONARDI S, WONG K Y M, et al. Durable clinical benefit with nivolumab plus ipilimumab in DNA mismatch repair-deficient / microsatellite instability-high metastatic colorectal cancer[J]. J Clin Oncol, 2018, 36(8): 773-779.

[113] LE D T, KIM T W, VAN CUTSEM E, et al. Phase II open-label study of pembrolizumab in treatment-refractory, microsatellite instability-high/mismatch repair-deficient metastatic colorectal cancer: KEYNOTE-164[J]. J Clin Oncol, 2020, 38(1): 11-19.

[114] WANG F, ZHAO Q, WANG Y N, et al. Evaluation of POLE and POLD1 mutations as biomarkers for immunotherapy outcomes across multiple cancer types[J]. JAMA Oncol, 2019, 5(10): 1504-1506.

[115] LI J, QIN S, XU R, YAU T C, et al. Regorafenib plus best supportive care versus placebo plus best supportive care in Asian patients with previously treated metastatic colorectal cancer (CONCUR): a randomised, double-blind, placebo-controlled, phase 3 trial [J]. Lancet Oncol, 2015, 16(6): 619-629.

[116] LI J, QIN S, XU R H, et al. Effect of fruquintinib vs placebo on overall survival in patients with previously treated metastatic colorectal cancer: the FRESCO randomized clinical trial[J]. JAMA, 2018, 319(24): 2486-2496.

[117] XU J, KIM T W, SHEN L, et al. Results of a randomized, double-blind, placebo-controlled, phase III trial of trifluridine/tipiracil (TAS-102) monotherapy in asian patients with previously treated metastatic colorectal cancer: the TERRA study[J]. J Clin Oncol, 2018, 36(4): 350-358.

[118] SARTORE-BIANCHI A, TRUSOLINO L, MARTINO C, et al. Dual-targeted therapy with trastuzumab and lapatinib in treatment-refractory, KRAS codon 12/13 wild-type, HER2-positive metastatic colorectal cancer (HERACLES): a proof-of-concept, multicentre, open-label, phase 2 trial[J]. Lancet Oncol, 2016, 17(6): 738-746.

[119] MERIC-BERNSTAM F, HURWITZ H, RAGHAV K P S, et al. Pertuzumab plus trastuzumab for HER2-amplified metastatic colorectal cancer (MyPathway): an updated report from a multicentre, open-label, phase 2a, multiple basket study[J]. Lancet Oncol, 2019, 20(4): 518-530.

[120] CREMOLINI C, ROSSINI D, DELL'AQUILA E, et al. Re-

challenge for patients with RAS andBRAF wild-type metastatic colorectal cancer with acquired resistance to first-line cetuximab and irinotecan: a phase 2 single-arm clinical trial[J]. JAMA Oncol, 2019, 5(3): 343-350.

[121] COCCO E, SCALTRITI M, DRILON A. NTRK fusion-positive cancers and TRK inhibitor therapy[J]. Nat Rev Clin Oncol, 2018, 15(12): 731-747.

[122] 中国医师协会外科医师分会多学科综合治疗专业委员会, 中国抗癌协会大肠癌专业委员会. 结直肠癌肺转移多学科综合治疗专家共识(2018版)[J]. 中国实用外科杂志, 2018, 38(12): 1325-1338.

[123] CEELEN W P, FLESSNER M F. Intraperitoneal therapy for peritoneal tumors: biophysics and clinical evidence[J]. Nat Rev Clin Oncol, 2010, 7(2): 108-115.

[124] KOPPE M J, BOERMAN O C, OYEN W J, et al. Peritoneal carcinomatosis of colorectal origin: incidence and current treatment strategies[J]. Ann Surg, 2006, 243(2): 212-222.

[125] JAYNE D G, FOOK S, LOI C, et al. Peritoneal carcinomatosis from colorectal cancer[J]. Br J Surg, 2002, 89(12): 1545-1550.

[126] PASSOT G, DUMONT F, GOÉRÉ D, et al. Multicentre study of laparoscopic or open assessment of the peritoneal cancer index (BIG-RENAPE)[J]. Br J Surg, 2018, 105(6): 663-667.

[127] ELIAS D, MARIANI A, CLOUTIER A S, et al. Modified selection criteria for complete cytoreductive surgery plus HIPEC based on peritoneal cancer index and small bowel involvement for peritoneal carcinomatosis of colorectal origin[J]. Eur J Surg Oncol, 2014, 40(11): 1467-1473.

[128]CEELEN W P, PÅHLMAN L, MAHTEME H. Pharmacodynamic aspects of intraperitoneal cytotoxic therapy[J]. Cancer Treat Res, 2007, 134: 195-214.

[129] SUGARBAKER P H. Surgical treatment of peritoneal carcinomatosis: 1988 Du Pont lecture[J]. Can J Surg, 1989, 32(3): 164-170.

[130] 周黄燕, 袁敏, 闵卫平, 等. 结直肠癌术中植入5-氟尿

嘧啶缓释剂的Meta分析[J]. 中国药房, 2017, 28(3): 355–359.

[131] 陈佳楠, 王征, 张阿龙, 等. 雷替曲塞用于结直肠癌术中腹腔灌注化疗的近期安全性评估[J/CD]. 中华结直肠疾病电子杂志, 2019, 8(3): 241–245.

[132] 中国医师协会结直肠肿瘤专业委员会腹膜肿瘤专业委员会. 结直肠癌腹膜转移预防和治疗腹腔用药中国专家共识(V2019)[J/CD]. 中华结直肠疾病电子杂志, 2019, 8(4): 329–335.

[133] 苏昊, 包满都拉, 张育荣, 等. 洛铂用于结直肠癌术中腹腔灌洗化疗的近期疗效分析[J/CD]. 中华结直肠疾病电子杂志, 2018, 7(2): 125–129.

[134] 王锡山, 孙力, 崔书中, 等. 中国结直肠癌卵巢转移诊疗专家共识(2020版)[J/OL]. 中华结直肠疾病电子杂志, 2020, 9(2): 13–19.

[135] 刘正, 许宋锋, 刘恩瑞, 等. 中国结直肠癌骨转移多学科综合治疗专家共识(2020版)[J/OL]. 中华结直肠疾病电子杂志, 2020, 9(3): 217–221.

[136] 中国医师协会结直肠肿瘤专业委员会. 中国结直肠癌脑转移多学科综合治疗专家共识(2020版)[J]. 中华结直肠疾病电子杂志, 2020, 9(2): 109–114.

[137] BOYLE K M, SAGAR P M, CHALMERS A G, et al. Surgery for locally recurrent rectal cancer[J]. Dis Colon Rectum, 2005, 48(5): 929–937.

[138] MARTÍNEZ-MONGE R, NAG S, MARTIN E W. 125Iodine brachytherapy for colorectal adenocarcinoma recurrent in the pelvis and paraortics[J]. Int J Radiat Oncol Biol Phys, 1998, 42(3): 545–550.

[139] 郭勇. 中医肿瘤的"四阶段"概念探讨[J]. 中华中医药学刊, 2009,27(02):247–248.

[140] 黄立中. 中西医结合肿瘤病学[M]. 北京: 中国中医药出版社, 2020.

[141] 王笑民. 实用中西医结合肿瘤内科学[M]. 北京: 中国中医药出版社, 2014.

[142] 周岱翰. 中医肿瘤学[M]. 北京: 中国中医药出版社, 2011.

[143] 中华医学会外科学分会结直肠外科学组,中华医学会外科学分会营养支持学组,中国医师协会外科医师分会结直肠外科医师委员会.结直肠癌围手术期营养治疗中国专家共识(2019版)[J].中国实用外科杂志, 2019, 39(6): 533-537.

[144] Gami B, Harrington K, Blake P, et al. How patients manage gastrointestinal symptoms after pelvic radiotherapy[J]. Aliment Pharmacol Ther, 2003, 18(10): 987-994.

[145] DOWNING A, MORRIS E J, RICHARDS M, et al. Health-related quality of life after colorectal cancer in England: a patient-reported outcomes study of individuals 12 to 36 months after diagnosis[J]. J Clin Oncol, 2015, 33(6): 616-624.

[146] 樊代明.整合肿瘤学·临床卷[M].北京:科学出版社, 2021.

[147] 樊代明.整合肿瘤学·基础卷[M].西安:世界图书出版西安有限公司, 2021.

中国肿瘤整合诊治指南

CACA Guidelines for Holistic Integrative

Management of Cancer

肛管癌分册

王锡山/主编

肛管癌分册编委会

名誉主编　樊代明

主　　编　王锡山

副主编

顾　晋　　丁克峰　　房学东　　沈　琳　　徐忠法　　许剑民
王贵玉

编委会（姓氏笔划排序）

丁克峰　　于志伟　　马　丹　　王自强　　王秀梅　　王贵玉
王　猛　　王锡山　　叶盛威　　付振明　　朱玉萍　　朱　骥
任　黎　　刘凡隆　　刘洪俊　　刘　超　　刘　骞　　汤庆超
许剑民　　李太原　　李旭照　　李　军　　李　里　　李　明
李　凯　　李　波　　李　健　　杨　斌　　邱　萌　　何国栋
邹霜梅　　沈　琳　　张红梅　　张　勇　　张　睿　　陈　功
陈洪生　　周　雷　　林建江　　郑阳春　　房学东　　钟芸诗
姜　争　　姚庆华　　袁　瑛　　顾艳宏　　顾　晋　　徐忠法
唐　源　　崔书中　　彭　健　　鞠海星

校　　稿

樊代明　　王锡山　　王贵玉　　王玉柳明　　　　　　吕靖芳
刘恩瑞　　杨　明　　张　骞　　张巍远　　张　麟　　罗　军
郑朝旭　　赵志勋　　姜　争　　刘　正　　陶金华　　黄海洋
陈田力

肛管癌目录

第一章

流行病学

肛管可分为解剖学肛管和外科学肛管。解剖学肛管：指肛缘至齿状线的部分，平均长度约2cm；外科学肛管：指肛缘至肛管直肠环平面部分，3~5cm。肛管癌（Anal Cancer，AC）发病率低，国内数据较少，2019年美国约有8300例新发AC，约占所有消化道肿瘤的3%。虽然AC少见，但发病率在逐年上升，相比1973~1979年，1994~2000年美国男性和女性侵袭性AC发生率分别增加到1.59倍和1.84倍。AC病因尚不清楚，研究发现与人乳头瘤病毒（HPV）感染（肛门-生殖器疣）、肛门性交或性传播疾病，宫颈癌、外阴癌、阴道癌，器官移植或HIV感染后免疫抑制剂使用，血液系统肿瘤，自身免疫性疾病及吸烟等密切相关。肛管高级别上皮内瘤变是AC的癌前病变。其病理类型大部分为鳞状细胞癌，占80%以上。其他病理类型还包括恶性黑色素瘤、肛管腺癌、基底细胞癌、间质瘤等。AC预后与原发肿瘤大小和淋巴结转移密切相关。本指南主要针对肛管鳞状细胞癌和恶性黑素瘤。

---第二章---

预防与筛查

AC的确切病因不清，与HPV感染史密切相关。此外，也与不良性生活史、饮食因素、环境因素、遗传因素、精神状态等相关。

1 推荐的一级预防措施

（1）肛管鳞状细胞癌常见危险因素包括HPV病史、性传播疾病史、多个性伴侣和肛交、免疫抑制、既往器官移植史、吸烟等。建议保持良好生活方式。研究表明，HPV疫苗可用于预防肛管鳞状细胞癌。

（2）健康饮食习惯，合理膳食和平衡膳食，减少红肉类及腌制品摄入；注重植物饮食，增加粗粮蔬菜水果摄入，据排便状况调整饮食；限制酒精饮料。

（3）健康生活方式，积极锻炼，保持健康体重；养成良好作息时间；戒烟。

（4）减少环境致癌因素接触，如化学、物理、生物等致癌因素。

（5）注重自身健康管理，了解遗传、免疫、内分泌等因素的促瘤作用。

（6）健康乐观心态与良好的社会精神状态。

2 推荐的二级预防措施

早期发现癌前病变、早诊断、早治疗、减少发病率、提升治愈率。

3 筛查

不建议对全民行肛门发育不良和恶性肿瘤的普及筛查，建议对HIV阳性男性、与男性发生过性行为的男性、免疫功能低下患者、高度宫颈发育不良或有宫颈癌病史的女性等进行肛门筛查。筛查手段以肛门指诊和肛门镜为主。

—— 第三章 ——————————

诊断

第一节 疾病史和家族史

HPV感染被认为是肛管鳞状细胞癌的首要病因，80%~85%患者伴HPV感染。肛门性交和多个性伴侣会增加HPV感染机会，因而亦被认为是肛管鳞状细胞癌的高危因素。其他高危因素包括肛门疣、女性宫颈癌、女性外阴癌或阴道癌、男性阴茎癌、HIV感染、免疫力低下、长期使用免疫抑制剂或糖皮质激素、吸烟和抑郁状态等。因此对疾病史和家族史的了解有助于诊断。

第二节 临床表现

肛管鳞状细胞癌好发中老年，女性发病率略高于男性。肛管鳞状细胞癌最常见出血，常伴肛周疼痛、肛周瘙痒，肛周肿物也常见。较大肿瘤会影响肛门括约肌功能，表现肛门失禁。部分可扪及腹股沟区或肛周肿大淋巴结。

第三节 体格检查

体格检查包括一般状况、全身浅表淋巴结（特别是腹股沟淋巴结）检查、直肠指检。对疑似AC者必须常规直肠指检，常可扪及肿块，早期呈疣状、可活动，若形成溃疡，可有压痛。对女性应加做三合诊检查以明确有无阴道受侵及妇科疾病。

第四节 实验室检查

①血常规；②尿常规；③粪便常规；④生化系列；⑤HPV、HIV检测等。

第五节 影像学检查

1 CT

AC患者治疗前推荐行胸、腹及盆腔增强CT检查，排除远处转移。胸、腹及盆腔增强CT评价标准同结直肠癌。当临床、超声或CT不能确诊肝转移灶，或肝转移灶数目影响治疗决策时，推荐增强MRI。有条件的可考虑肝特异性对比剂增强扫描。

2 MRI

推荐MRI作为AC的常规检查项目。盆腔MRI检查前建议肌注山莨菪碱抑制肠道蠕动（有禁忌证除外），扫描范围包括盆腔与双侧腹股沟。对有MRI禁忌证者，可行盆腔增强CT扫描。

具体评价内容包括：

①肿瘤大小、位置；②与肛缘、齿状线关系；③与肛门内外括约肌、肛提肌及邻近器官（如阴道、尿道、前列腺等）的关系；④区域淋巴结及髂血管区、腹股沟、腹膜后淋巴结转移情况。

3 超声检查

肛管内超声检查推荐作为早期AC的常规检查项目，与盆腔MRI联合确定术前分期，判定是否可行局部扩大切除手术。超声检查还可用于临床怀疑肝转移时。对影像学检查不能确诊的肝脏可疑病灶，可行超声引导下穿刺获取病理诊断。

4 PET-CT

不推荐作为常规检查，对病情复杂、常规检查不能确诊或分期时，可推荐使用。欧美国家普遍建议PET-CT评估AC临床分期，但不能取代常规检查。

第六节 病理学诊断

病理学活检是诊断肛管鳞状细胞癌的金标准，也是治疗的依据。因受活检取材深度限制，活检病理可能无法明确有无黏膜下层浸润，浸润性癌活检可能误诊为高级别上皮内瘤变或黏膜内癌。细针穿刺活检可用于证实肿大淋巴结是否转移。对女性可行宫颈脱落细胞学检查，与宫颈癌鉴别。

为确保病理学报告内容准确性，应保证标本固定及保存、取材范围、诊断规范等，推荐采用AJCC TNM分期（第八版）。

原发肿瘤（T）

Tx：原发肿瘤无法评估

T0：无原发肿瘤证据

Tis：原位癌，鲍温病，鳞状上皮高级别上皮内瘤变（HSIL），肛管上皮内瘤变Ⅱ-Ⅲ（AIN Ⅱ-Ⅲ）

T1：肿瘤最大直径≤2cm

T2：肿瘤最大直径＞2cm，≤5cm

T3：肿瘤最大直径＞5cm

T4：肿瘤累及周围器官，如阴道、尿道、膀胱

备注：直接侵犯直肠壁、肛周皮肤、皮下组织或括约肌不是T4

区域淋巴结（N）

Nx：淋巴结转移无法评估

N0：无区域淋巴结转移

N1：有区域淋巴结转移

N1a：腹股沟淋巴结、直肠系膜淋巴结、和/或髂内淋巴结转移

N1b：髂外淋巴结转移

N1c：髂外淋巴结和任何 N1a 淋巴结转移

远处转移（M）

Mx：远处转移无法评估

M0：无远处转移

M1：有远处转移

表 3-3-1　AJCC 第八版肛管癌分期系统对应表

T	N	M	分期
Tis	N0	M0	0
T1	N0	M0	I
T1	N1	M0	ⅢA
T2	N0	M0	ⅡA
T2	N1	M0	ⅢA
T3	N0	M0	ⅡB
T3	N1	M0	ⅢC
T4	N0	M0	ⅢB
T4	N1	M0	ⅢC
Any T	Any N	M1	Ⅳ

注：cTNM 是临床分期，pTNM 是病理分期；前缀 y 用于接受新辅助治疗后的肿瘤分期（如 ypTNM），病理学完全缓解的患者分期为 ypT0N0cM0，可能类似于 0 期或 1 期。前缀 r 用于经治疗获得一段无瘤间期后复发的患者（rTNM）。

肛管鳞状细胞癌诊断流程：见图 3-3-1。

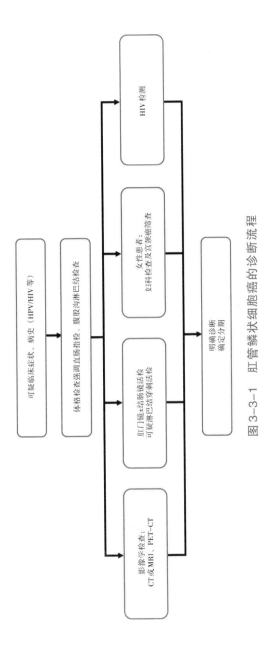

图 3-3-1 肛管鳞状细胞癌的诊断流程

— 第四章 ————————————

治疗

第一节　鳞状细胞癌的治疗及评估

治疗原则：放化疗为主的整合治疗。

1　手术治疗（局部切除）

在20世纪80年代前，手术曾是肛管鳞状细胞癌的主要治疗模式，绝大多数均需施行腹会阴联合切除术（Abdominoperineal resection，APR），但自从多学科整合治疗模式（MDT to HIM）被认可后，APR手术不再作为治疗初诊肛管鳞状细胞癌的首选治疗方式，而是作为其他治疗手段都无效后的治疗方式。

1.1　局部切除适应证

较小病灶（<2cm）、主要位于肛缘皮肤、能通过局部切除获得>5mm的安全切缘并同时保全肛门括约肌功能。

表浅的肛管鳞状细胞癌，局部切除能获得阴性切缘者，局部切除后应满足基底受侵≤3mm且肿瘤沿肛管纵径侵犯≤7mm，否则应考虑追加放化疗。

中分化以上的T1N0肛周鳞状细胞癌，局部切除应获得≥1cm的阴性切缘。

局部切除标本的质量和病理分期对指导术后治疗及预后评估至关重要。

2　内科治疗

2.1　适用人群

①局限性肛管鳞状细胞癌（AJCC Ⅰ-Ⅲ期）同步放化疗；②初治手术治疗后的辅助化疗；③局限性肛管鳞状细胞癌放化疗后失败或复发、无法行挽救手术者；④转移性肛管鳞状细胞癌（Ⅳ期）。

2.2　治疗方案

（1）同步放化疗：适用于局限性肛管鳞状细胞癌，化疗方案首选5-FU联合丝裂霉素，其他有效方案还包括5-FU或卡培他滨联合顺铂、卡培他滨联合奥沙利铂，不耐受双药方案者，可考虑单药5-FU或卡培他滨同步放疗；不推荐放疗前行诱导化疗。

（2）一线姑息化疗：适用于复发或转移性肛管鳞状细胞癌，方案包括双药（铂类联合紫衫，铂类联合氟尿嘧啶类）及三药方案（标准DCF或改良DCF）。

（3）靶向治疗：目前尚无高级别证据，但可尝试化疗联合表皮生长因子受体单抗治疗。

（4）后线治疗：尚无公认有效二线化疗方案，可考虑帕博利珠单抗和纳武利尤单抗作为复发或转移性肛管鳞状细胞癌的二线治疗方案或参加临床研究。

3 放射治疗

Ⅰ-ⅢB期肛管鳞状细胞癌的标准治疗是同步放化疗，同时保留肛门功能，推荐调强放疗（IMRT）。放疗靶区原则上应包括：原发肿瘤、肛管、盆腔及腹股沟淋巴结区。一般给予总剂量45~60Gy。丝裂霉素C（MMC）联合5-FU是目前标准的同步化疗方案，其他还包括5-FU联合顺铂。

4 局部复发及放化疗抵抗性肛管癌

对放化疗治疗缓解后出现局部复发的肛管鳞状细胞癌，或前期经过标准局部放疗后并观察6个月以上肿瘤无消退，选择挽救性手术治疗。

4.1 原发灶复发或持续不消退

①APR作为放疗失败后的首选治疗措施；②会阴部切除范围应＞标准的APR手术，以保证阴性的皮肤切缘；③会阴伤口感染风险高者，优先选择采取肌皮瓣或筋膜瓣修补。

4.2 腹股沟区域淋巴结复发

①对已接受放疗的患者，应选择腹股沟淋巴结清扫术；②根据肛管病变是否复发，可联合或不联合

APR 手术。

5 远处转移

远处转移常见部位是肝脏、肺及盆腔外淋巴结，总体原则是全身治疗（见肛管鳞状细胞癌内科治疗），一般不考虑原发灶的局部手术切除，但如原发灶出现破溃、肛周皮肤侵蚀、异味等严重影响生活质量的症状时，若技术上可行，也可考虑原发灶的局部切除，以改善生活质量。

6 肛管鳞状细胞癌治疗后的评估

非转移性肛管鳞状细胞癌在放化疗完成后 8~12 周时，应重新接受直肠指检、肛门镜检，根据病情是否完全缓解、持续或进展情况进行分类。

（1）病情持续但无进展迹象者，应密切随访 4 周，观察病情是否进一步恶化。在完成放化疗后，病情若无进展，应对病情持续的肛管鳞状细胞癌进行长达 6 个月随访。ACT Ⅱ 研究认为，同步放化疗后 26 周为评价疗效的最佳时机。

（2）完全缓解者，建议每 3~6 个月进行一次评估，持续 5 年，包括直肠指检、肛门镜检和腹股沟淋巴结检查。腹股沟区超声检查及经直肠腔内超声检查对判断病情变化有帮助，最初有局部晚期疾病（如 T3/T4

期）或淋巴结阳性，每年进行一次胸腹部 CT+盆腔 MRI，持续 3 年，MRI 能较好判断局部结构变化。

（3）肛管鳞状细胞癌复发治疗后评估：在 APR 治疗后，每 3~6 个月进行一次包括对淋巴结转移的临床评估，持续 5 年。此外每年进行一次胸部、腹部和盆腔 CT，持续 3 年。腹股沟淋巴结复发治疗后，每 3~6 个月进行一次 DRE 和腹股沟淋巴结触诊，持续 5 年。同时建议每 6~12 个月进行一次肛门镜检查，每年进行一次胸部、腹部和盆腔增强 CT，持续 3 年进行比较。

肛管鳞状细胞癌处理流程：见图 3-4-1。

7 中医药治疗

中医药治疗应在中医师的指导下，从整体观念出发，根据中医理论，运用四诊等手段，采用辨证施治方法开展临床诊疗。其根本治疗原则遵循扶正祛邪、标本缓急、因人因时因地制宜、进行整合治疗。包括中医内治法（如中药汤剂、中药注射液、中成药、饮食疗法等）及中医外治法（针灸、穴位贴敷、中药灌肠等）。

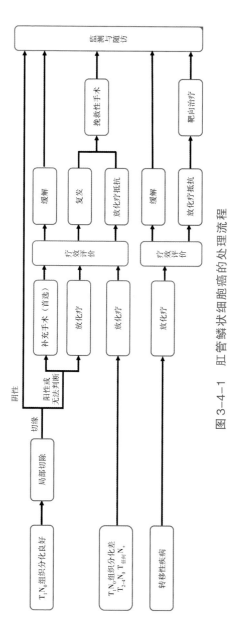

图 3-4-1 肛管鳞状细胞癌的处理流程

第二节　黑色素瘤治疗

肛管移行区发生的恶性肿瘤，除肛管鳞状细胞癌、肛管腺癌等外，还包括恶性黑色素瘤。初治肛管恶性黑色素瘤出现远处转移比例较高，故PET-CT作为治疗前的整合评估应推荐采用。肛管恶性黑色素瘤属于黏膜黑色素瘤，目前分期建议为：Ⅰ期为无肌层侵犯，Ⅱ期为有肌层侵犯，Ⅲ期出现区域淋巴结转移，Ⅳ期出现远处转移。对Ⅰ-Ⅲ期可手术的患者首选外科手术。

1　外科治疗原则

1.1　原发灶手术治疗

对肛管恶性黑色素瘤，外科治疗仍是目前首选治疗手段。肿瘤的完整切除和获得阴性切缘仍应作为肛管恶性黑色素瘤外科手术治疗的基本原则。临床常用术式主要为腹会阴联合切除和广泛局部切除，但是目前作为首选术式仍具争议。

由于多数肛管恶性黑色素瘤常发展为全身性疾病，因此对可以完整R0切除肿瘤并保证阴性切缘者应首选局部广泛切除。对肿瘤巨大，环周肿瘤或肿瘤侵犯肛门括约肌的患者，局部广泛切除难以实施，可考虑腹会阴联合切除术。

1.2 腹股沟淋巴结转移手术治疗

肛管恶性黑色素瘤腹股沟淋巴结转移较常见，但通常不推荐行预防性淋巴结清扫，临床发现有确切转移者，再行双侧腹股沟淋巴结清扫。前哨淋巴结检查可帮助诊断是否有腹股沟淋巴结转移，从而帮助决定是否需要治疗性腹股沟淋巴结清扫。

1.3 局部广泛切除术后复发

对接受局部广泛切除术后复发者，建议经MDT to HIM讨论后制定最佳方案。

2 内科治疗原则

总体原则以生物治疗、化疗、免疫治疗及靶向治疗为主的整合治疗。建议所有患者治疗前都进行BRAF、CKIT等基因检测，用于指导分型及制定方案。

Ⅰ-Ⅲ期患者术后建议辅助治疗，可用化疗、大剂量干扰素或PD-1单抗治疗。化疗方案可选择替莫唑胺+顺铂。有研究证实辅助化疗优于大剂量干扰素，但后者仍可使部分患者获益。PD-1单抗可选择特瑞普利单抗或帕博利珠单抗。

对不可手术切除的Ⅰ、Ⅱ、Ⅲ期患者以及出现远处转移的Ⅳ期患者，可选择化疗加抗血管生成药物，如达卡巴嗪+恩度、替莫唑胺+恩度、紫杉醇+卡铂±贝伐珠单抗或白蛋白结合型紫杉醇+卡铂±贝伐珠单抗。

如BRAF V600E突变，可选择BRAF抑制剂如维罗非尼，也可选择PD-1单抗±阿西替尼，或"双靶"治疗（BRAF抑制剂+MEK抑制剂），如达拉非尼+曲美替尼；如CKIT突变，可选择CKIT抑制剂，如伊马替尼。对NRAS、NTRK等基因突变的患者，也可选择相应的靶向药物。对全身状况不佳者，建议给予最佳支持治疗。

3 放射治疗原则

无法手术的高龄或有明确手术禁忌者，以及不可切除的局部复发或转移性疾病者，放疗可作为姑息治疗手段，控制局部病灶进展。

4 中医药治疗原则

中医药治疗应在中医师的指导下，从整体观念出发，根据中医理论，运用四诊等手段，采用辨证施治方法开展临床诊疗。其根本治疗原则遵循扶正祛邪、标本缓急、因人因时因地制宜、进行整合治疗。包括中医内治法（如中药汤剂、中药注射液、中成药、饮食疗法等）及中医外治法（针灸、穴位贴敷、中药灌肠等）。

第三节 腺癌

诊治同直肠腺癌。

—— 第五章 ——————————————

全程康复管理

第一节　随访

1　非转移性肛管鳞状细胞癌

1.1　完全缓解患者

治疗后，针对肛管鳞状细胞癌的检测和随访是相同的。在完成放化疗后8~12周接受直肠指检评估。按照是否存在疾病完全退缩、疾病持续或疾病进展分类。疾病持续但无进展证据者可接受密切随访（4周内）以观察是否有进一步退缩发生。

（1）随访时间

前2年，每3~6个月1次；然后每6~12个月1次，随访至第5年。

（2）随访内容

①直肠指检；②腹股沟淋巴结触诊；③肛门镜或直肠镜检查（必要时取组织活检）；④部分人群需要接受盆腔MRI；⑤部分人群需要接受胸腔、腹腔及盆腔CT检查。

1.2 局部进展或复发性肛管鳞状细胞癌患者

对进展性疾病的临床评估需要组织学证实。

（1）随访时间

建议患者每3~6个月接受1次评估，持续5年。

（2）随访内容

①直肠指检；②腹股沟淋巴结触诊；③肛门镜或直肠镜检查（必要时取组织活检）；④部分人群需要接受盆腔MRI；⑤部分人群需要接受胸、腹及盆CT检查（对最初为局部晚期疾病如T3/T4肿瘤，或淋巴结阳性肿瘤者，推荐每年进行胸、腹、盆增强检查，持续3年）；⑥活检病理证实局部进展或复发者需接受PET-CT检查。

2 转移性肛管鳞状细胞癌

最常见的转移部位是肝、肺和盆腔外淋巴结。因手术切除转移性病灶的获益尚无明确证据证实，采用常规CT检查进行转移性肛管鳞状细胞癌的监测仍有争议。孤立性或体积较小转移灶，推荐MDT to HIM讨论，部分可能通过手术或放化疗获益。

第二节　全程康复管理

1　营养治疗

营养治疗应贯穿从首诊到完成整个综合治疗的全过程。

（1）肛管癌患者一经确诊，即应进行营养风险筛查及营养状况评估。

（2）肛管癌患者无论接受根治术或姑息术，均应按ERAS原则和流程实施围术期的营养管理。

（3）对进行辅助治疗的肛管癌患者，需制定营养治疗计划并进行营养治疗。

2　迟发或长期后遗症的治疗

肛管鳞状细胞癌手术或放化疗都可能导致后遗症，影响生活质量和脏器功能。常见的后遗症及相关治疗如下。

2.1　肠道功能受损相关后遗症

如慢性腹泻、大便失禁、便频、里急后重等，可考虑使用止泻药、硬化大便药，中医中药，调节饮食，进行盆底康复及使用成人尿布。

2.2　盆腔手术或放疗后泌尿生殖功能障碍

建议筛查性功能障碍，勃起障碍，性交困难和阴道干涩症状；筛查排尿困难、尿频、尿急症状；如症状持续考虑转诊泌尿科或妇科医生。

2.3 疼痛管理

应进行全面疼痛评估，以确定疼痛病因，鉴别诊断应包括癌症复发或疾病进展以及特异性癌症疼痛综合征；可考虑阿片类药物治疗，应在最短时间内使用最低适当剂量，辅助药物治疗应在阿片类药物的基础上进行。

2.4 睡眠障碍

详细了解失眠病程与特点，对患者进行睡眠卫生教育，失眠认知行为治疗作为首选推荐优于药物干预治疗，同时，可考虑针灸、穴位按摩、中药干预等中医肿瘤康复治疗手段进行治疗。

2.5 盆腔放疗

盆腔放疗后潜在的盆骨骨折/骨密度减低建议监测骨密度。

3 中医肿瘤康复治疗

中医肿瘤康复治疗可参与从首诊到完成整个整合治疗的全过程。中医肿瘤康复治疗以辨证康复为指导，采用综合性康复治疗手段，包括心理治疗、针灸推拿治疗、饮食疗法、中药治疗、传统体育康复治疗等多种方式，针对不同阶段及证候类型，制定合理中医药治疗方案并予以实施。

4 造口管理

4.1 人员、任务、架构

有条件的医疗中心推荐配备造口治疗师（专科护士）。造口治疗师的职责包括所有造口（肠造口、胃造口、尿路造口、气管造口等）术前术后护理、复杂切口处理、大小便失禁护理、开设造口专科门诊、联络患者及其他专业人员和造口用品商、组织造口联谊会并开展造口随访活动。

4.2 心理治疗

向患者充分解释有关诊断、手术和护理知识，让其接受患病事实，并对即将发生的事情有全面了解。

4.3 造口定位

推荐术前由医师、造口治疗师、家属及患者共同参与选择造口部位。患者自身可见，方便护理；有足够粘贴面积；造口器材贴于造口皮肤时无不适感觉。

4.4 肠造口护理

①术后要注意观察造口的血运及有无回缩等情况；②造口用品应当具有轻便、透明、防臭、防漏和保护周围皮肤的性能，佩戴合适；③保持肠造口周围皮肤清洁干燥。长期服用抗菌药物、免疫抑制剂或糖皮质激素者，应特别注意肠造口部位真菌感染。

参考文献

[1] ANNE N, YOUNG E J, PATRICK WILLAUER, et al. Anal Cancer[J]. Surgical Clinics of North America, 2020, 100(3): 629-634.

[2] JOHNSON L G, MADELEINE M M, NEWCOMER L M, et al. Anal cancer incidence and survival: the surveillance, epidemiology, and end results experience, 1973-2000[J]. Cancer, 2004, 101(2): 281-288.

[3] GLYNNE-JONES R, NILSSON P J, ASCHELE C, et al. Anal cancer: ESMO-ESSO-ESTRO Clinical Practice Guidelines for diagnosis, treatment and follow-up[J]. Ann Oncol, 2014, 25 (Suppl 3): iii10-20.

[4] National Comprehensive Cancer Network. Clinical Practice Guidelines in Oncology, Anal Carcinoma (version 2.2021)[2021-06-30]. [2021.10.06] https://www.nccn.org/professionals/physician_gls/pdf/anal.pdf

[5] UKCCCR Anal Cancer Trial Working Party. Epidermoid anal cancer: results from the UKCCCR randomised trial of radiotherapy alone versus radiotherapy, 5-fluorouracil, and mitomycin. UKCCCR Anal Cancer Trial Working Party. UK Co-ordinating Committee on Cancer Research[J]. Lancet, 1996, 348(9034): 1049-1054.

[6] JAMES R D, GLYNNE-JONES R, MEADOWS H M, et al. Mitomycin or cisplatin chemoradiation with or without maintenance chemotherapy for treatment of squamous-cell carcinoma of the anus (ACT II): a randomised, phase 3, open-label, 2 × 2 factorial trial[J]. Lancet Oncol, 2013, 14(6): 516-524.

[7] AJANI J A, WINTER K A, GUNDERSON L L, et al. Fluorouracil, mitomycin, and radiotherapy vs fluorouracil, cisplatin, and radiotherapy for carcinoma of the anal canal: a randomized controlled trial[J]. JAMA, 2008, 299(16): 1914-1921.

[8] PEIFFERT D, TOURNIER-RANGEARD L, GÉRARD J P, et al. Induction chemotherapy and dose intensification of the radiation boost in locally advanced anal canal carcinoma: final analysis of

the randomized UNICANCER ACCORD 03 trial[J]. J Clin Oncol, 2012, 30(16): 1941-1948.

[9] FELIU J, GARCIA-CARBONERO R, CAPDEVILA J, et al. VITAL phase 2 study: Upfront 5-fluorouracil, mitomycin-C, panitumumab and radiotherapy treatment in nonmetastatic squamous cell carcinomas of the anal canal (GEMCAD 09-02)[J]. Cancer Med, 2020, 9(3): 1008-1016.

[10] MORRIS V K, SALEM M E, NIMEIRI H, et al. Nivolumab for previously treated unresectable metastatic anal cancer (NCI9673): a multicentre, single-arm, phase 2 study[J]. Lancet Oncol, 2017, 18(4): 446-453.

[11] RAO S, GUREN M G, KHAN K, et al. Anal cancer: ESMO clinical practice guidelines for diagnosis, treatment and follow-up[J]. Ann Oncol, 2021, 32(9): 1087-1100.

[12] DE BARI B, LESTRADE L, FRANZETTI-PELLANDA A, et al. Modern intensity-modulated radiotherapy with image guidance allows low toxicity rates and good local control in chemoradiotherapy for anal cancer patients[J]. J Cancer Res Clin Oncol, 2018, 144(4): 781-789.

[13] DOCI R, ZUCALI R, LA MONICA G, et al. Primary chemoradiation therapy with fluorouracil and cisplatin for cancer of the anus: results in 35 consecutive patients[J]. J Clin Oncol, 1996, 14 (12): 3121-3125.

[14] PEIFFERT D, SEITZ J F, ROUGIER P, et al. Preliminary results of a phase II study of high-dose radiation therapy and neoadjuvant plus concomitant 5-fluorouracil with CDDP chemotherapy for patients with anal canal cancer: a French cooperative study[J]. Ann Oncol, 1997, 8(6): 575-581.

[15] GERARD J P, AYZAC L, HUN D, et al. Treatment of anal canal carcinoma with high dose radiation therapy and concomitant fluorouracil-cisplatinum. Long-term results in 95 patients[J]. Radiother Oncol, 1998, 46(3): 249-256.

[16] ALLAL A, KURTZ J M, PIPARD G, et al. Chemoradiotherapy versus radiotherapy alone for anal cancer: a retrospective com-

parison[J]. Int J Radiat Oncol Biol Phys, 1993, 27(1): 59-66.

[17] MARTENSON J A, LIPSITZ S R, LEFKOPOULOU M, et al. Results of combined modality therapy for patients with anal cancer (E7283). An Eastern Cooperative Oncology Group study[J]. Cancer, 1995, 76(10): 1731-1736.

[18] GLYNNE-JONES R, SEBAG-MONTEFIORE D, MEADOWS H M, et al. Best time to assess complete clinical response after chemoradiotherapy in squamous cell carcinoma of the anus (ACT II): a post-hoc analysis of randomised controlled phase 3 trial[J]. Lancet Oncol, 2017, 18(3): 347-356.

[19] BENSON A B, VENOOK A P, AL-HAWARY M M, et al. Anal carcinoma, version 2.2018, NCCN clinical practice guidelines in oncology[J]. J Natl Compr Canc Netw, 2018, 16(7): 852-871.

[20] 王锡山. 肛管直肠恶性黑色素瘤诊治指南解读[J/CD]. 中华结直肠疾病电子杂志, 2015, 4(2): 21-23.

[21] MEGUERDITCHIAN A N, METERISSIAN S H, DUNN K B. Anorectal melanoma: diagnosis and treatment[J]. Dis Colon Rectum, 2011, 54(5): 638-644.

[22] ROW D, WEISER M R. Anorectal melanoma[J]. Clinics in Colon and Rectal Surgery, 2009, 22(2): 120-126.

[23] 樊代明. 整合肿瘤学·临床卷[M]. 北京: 科学出版社, 2021.

[24] 樊代明. 整合肿瘤学·基础卷[M]. 西安: 世界图书出版西安有限公司, 2021.

[25] KONG Y, SI L, ZHU Y, et al. Large-scale analysis of KIT aberrations in Chinese patients with melanoma[J]. Clin Cancer Res, 2011, 17(7): 1684-1691.

[26] HIGH W A, ROBINSON W A. Genetic mutations involved in melanoma: a summary of our current understanding[J]. Adv Dermatol, 2007, 23: 61-79.

[27] CURTIN J A, BUSAM K, PINKEL D, et al. Somatic activation of KIT in distinct subtypes of melanoma[J]. J Clin Oncol, 2006, 24(26): 4340-4346.

[28] CURTIN J A, FRIDLYAND J, KAGESHITA T, et al. Dis-

tinct sets of genetic alterations in melanoma[J]. N Engl J Med, 2005, 353(20): 2135-2147.

[29] MOCELLIN S, PASQUALI S, ROSSI C R, et al. Interferon alpha adjuvant therapy in patients with high-risk melanoma: a systematic review and meta-analysis[J]. J Natl Cancer Inst, 2010, 102 (7): 493-501.

[30] EGGERMONT A M M, BLANK C U, MANDALA M, et al. Adjuvant pembrolizumab versus placebo in resected stage III melanoma[J]. N Engl J Med, 2018, 378(19): 1789-1801.

[31] BAI X, MAO L L, CHI Z H, et al. BRAF inhibitors: efficacious and tolerable in BRAF-mutant acral and mucosal melanoma [J]. Neoplasma, 2017, 64(4): 626-632.

[32] SI L, ZHANG X, XU Z, et al. Vemurafenib in Chinese patients with BRAF(V600) mutation-positive unresectable or metastatic melanoma: an open-label, multicenter phase I study[J]. BMC Cancer, 2018, 18(1): 520.

[33] LONG G V, STROYAKOVSKIY D, GOGAS H, et al. Dabrafenib and trametinib versus dabrafenib and placebo for Val600 BRAF-mutant melanoma: a multicentre, double-blind, phase 3 randomised controlled trial[J]. Lancet, 2015, 386(9992): 444-451.

[34] GUO J, SI L, KONG Y, et al. Phase II, open-label, single-arm trial of imatinib mesylate in patients with metastatic melanoma harboring c-Kit mutation or amplification[J]. J Clin Oncol, 2011, 29 (21): 2904-2909.

[35] DUMMER R, SCHADENDORF D, ASCIERTO P A, et al. Binimetinib versus dacarbazine in patients with advanced NRAS-mutant melanoma (NEMO): a multicentre, open-label, randomised, phase 3 trial[J]. Lancet Oncol, 2017, 18(4): 435-445.

[36] COCCO E, SCALTRITI M, DRILON A. NTRK fusion-positive cancers and TRK inhibitor therapy[J]. Nat Rev Clin Oncol, 2018, 15(12): 731-747.

[37] 郭勇. 中医肿瘤的"四阶段"概念探讨[J]. 中华中医药学刊, 2009,27(02):247-248.

[38] 周岱翰. 中医肿瘤学[M]. 北京: 中国中医药出版社,

2011.

[39] 王笑民. 实用中西医结合肿瘤内科学[M]. 北京: 中国中医药出版社, 2014.

[40] 黄立中. 中西医结合肿瘤病学[M]. 北京: 中国中医药出版社, 2020.

[41] CUMMINGS B J. Metastatic anal cancer: the search for cure[J]. Onkologie, 2006, 29(1-2): 5-6.

[42] GAMI B, HARRINGTON K, BLAKE P, et al. How patients manage gastrointestinal symptoms after pelvic radiotherapy[J]. Aliment Pharmacol Ther, 2003, 18(10): 987-994.